健康教育画板汇编

黄进宇　何　杭　陈跃文 主编

浙江工商大学出版社
ZHEJIANG GONGSHANG UNIVERSITY PRESS
·杭州·

图书在版编目（CIP）数据

健康教育画板汇编 / 黄进宇, 何杭, 陈跃文主编.
— 杭州 : 浙江工商大学出版社, 2019.12
　　ISBN 978-7-5178-3632-2

　　Ⅰ.①健… Ⅱ.①黄… ②何… ③陈… Ⅲ.①健康
教育—画册 Ⅳ.① R193-64

中国版本图书馆 CIP 数据核字 (2019) 第 280678 号

健康教育画板汇编
JIANKANG JIAOYU HUABAN HUIBIAN

黄进宇　何　杭　陈跃文 主编

责任编辑　　唐　红
封面设计　　林朦朦
责任印制　　包建辉
出版发行　　浙江工商大学出版社
　　　　　　（杭州市教工路 198 号 邮政编码 310012）
　　　　　　（E-mail：zjgsupress@163.com）
　　　　　　（网址：http://www.zjgsupress.com）
　　　　　　电话：0571-88904980，88831806（传真）
排　　版　　林朦朦
印　　刷　　浙江全能工艺美术印刷有限公司
开　　本　　880mm×1230mm 1/32
印　　张　　8.25
字　　数　　270 千
版 印 次　　2019 年 12 月第 1 版　2019 年 12 月第 1 次印刷
书　　号　　ISBN 978-7-5178-3632-2
定　　价　　49.00 元

编辑委员会

序

健康是人民幸福和社会发展的基础，是人民群众对美好生活的共同追求。近年来，卫生健康工作理念从以治病为中心转变为以人民健康为中心，更加关注预防为主和健康促进，倡导健康生活方式。

健康科普教育是传播健康信息，提升人民群众健康素养的有效途径。随着经济社会的发展，人口老龄化、疾病谱的变化，临床诊疗新理论、新技术、新方法的不断涌现，信息技术、生物技术和其他高新技术的发展与应用，健康教育理念也在发生转变，健康教育知识和内容不断增加。在杭州市卫健委的领导下，由杭州市医学会、杭州市第一人民医院编写的《健康教育画板汇编》顺利完成。

本汇编包含近300张健康教育画板，涉及内科、外科、妇产科、儿科等，包括防病康复、中医养生、孕妇保健、儿童关怀、传染病防控、食品卫生、合理用药及禁烟禁毒等方面，力求图文并茂、深入浅出，力求内容新颖、简明实用，力求重点突出、通俗易懂，不断提升人民群众的健康素养，有助于人民群众树立正确的健康理念，选择健康的生活方式，提升预防疾病、早期发现、紧急救援、及时就医、合理用药等维护健康的知识与技能，积极践行健康中国战略，推进健康杭州建设。

本书也适合基层医务人员参考之用。

本书的编写人员均来自临床一线，由于水平和经验有限，加上医学科学发展迅速，循证医学时效性强，难免存在一定的局限性和疏漏之处，恳请广大读者不吝指正。

愿《健康教育画板汇编》成为您的健康之友，祝您健康久久。

前　言

随着社会经济的发展和人民生活水平的提高，人民群众对健康的需求正在从传统的疾病治疗转为健康管理。人民健康是民族昌盛和国家富强的重要标志，没有全民健康，就没有全面小康。习近平总书记在党的十九大报告中提出"实施健康中国战略"，这是新时代健康卫生工作的纲领。

杭州市卫生健康系统一直以人民满意作为工作的出发点和落脚点，积极践行"健康中国"战略，始终坚持问需于民、问计于民。现在恰逢"不忘初心、牢记使命"主题教育期间，由杭州市医学会、杭州市第一人民医院编写的《健康教育画板汇编》出版了，这本汇编也是广大医务工作者践行"争做健康守护人"这个初心使命的具体举措。

杭州市医学会是我市发展医学科学技术和卫生事业的重要社会力量，自成立以来积极开展医学科技学术交流，编辑出版医学学术、技术、信息、科普等各类信息资料，开展多渠道、多形式的医学卫生科普宣传、健康教育活动。

杭州市第一人民医院是杭州地区融医疗、教学、科研和社会保健于一体的市属最大的综合性三级甲等医院，现已更名为"浙江大学医学院附属杭州市第一人民医院"⑴。医院多年来致力于公众健康教育，结合"健康中国行"活动，于2016年7月正式成立健康宣教学院，健康教育讲师团志愿者队伍也逐渐壮大，由2008年的10多位增加到目前的133位，分别在医院健康宣教学院和杭州城乡开展健康教育活动。

本汇编共有11个篇章近300张健康教育画板，涉及内科、外科、妇产科、儿科、五官科等，图文并茂、深入浅出，内容新颖、简明实用，有助于人民群众提升健康素养，选择健康的生活方式，满足对健康知识的需求。

最后，对杭州市医学会、杭州市第一人民医院参与编辑此书的有关部门和专家、工作人员致以衷心的感谢！

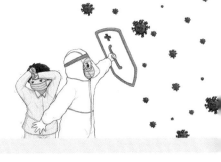

目 录

1

三、妇产科 / 083

四、儿 科 / 123

五、五官科 / 145

六、传染病 / 159

七、急救知识 / 175

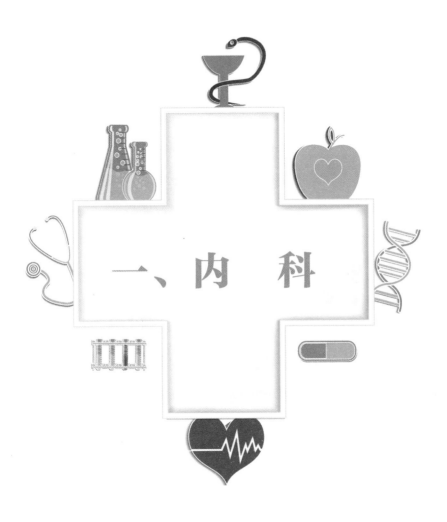

一、内　科

控制清晨血压　让生活更美好

清晨血压最重要　6 到 10 时要记牢

测完血压再吃药　有效药物保心脑

关注血压，从清晨开始

⊙清晨时段（6—10 时）最危险。

⊙清晨是一天中血压水平"最"高的时段。

⊙心梗发生风险增加 1.28 倍。

⊙清晨还是心梗、脑卒中"最"高发的时段。

⊙控制好清晨血压就相当于控制好一整天的血压，这样才能远离心梗、脑卒中。

测血压，就在清晨服药前

每天起床后 30—60 分钟内测量清晨服药前血压。

服药前测量血压有两个重要作用：

1. 真实反映清晨血压控制情况；

2. 评估药物作用是否真正持续一整天。这样才能真正降低心梗、脑卒中的风险。

带上你的清晨血压去见医生

⊙测量要点

1. 起床后 30—60 分钟内测，通常是 6—10 时；

2. 服药前测，能真正反映血压控制得好不好；

3. 排尿后测，憋尿会让血压升高哦。

⊙测量血压正确的姿势

1. 坐有靠背的椅子；

2. 捆绑袖带的左上臂和心脏要在一个水平线上；

3. 两腿放松，脚落地。

你真的会量血压吗

血压是指血液在血管内流动时对血管壁的侧压力。收缩压：心脏收缩时，动脉血压所达到的最高数值。舒张压：心脏舒张时，动脉血压下降到的最低数值。

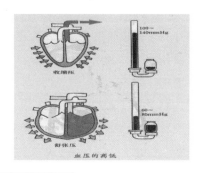

测量血压要做到四定

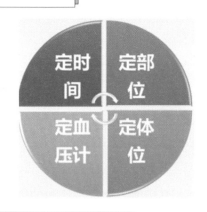

定时间——血压的昼夜节律性

正常血压是一个有节律的波动状态，具有白昼升高，夜晚降低的现象，24 小时动态血压监测发现大多数呈双峰一谷：最低谷为凌晨 2:00—3:00，第一个高峰为早晨 6:00—8:00（危险时刻），第二个高峰为下午 4:00—6:00。所以，无论是观察血压波动情况，还是评价降压效果，定点测量血压才更有意义。

定体位

比较常用的体位包括坐位和卧位两种，无论是哪种体位，原则是手臂肱动脉与心脏在同一水平。在坐位时平第四肋，在卧位时平腋中线水平，此外要做到卷起衣袖，充分暴露上臂，手掌向上，肘部伸直。

定部位

定部位是指袖带的准确定位，要求袖带下缘放在肘窝上方约 2—3cm 处，同时充气的气囊中心正好位于肱动脉部位。

定血压计

目前常见到的血压计种类繁多，无论是哪一种血压计，都会或大或小存在一定的误差，固定使用某一特定血压计，让误差尽量固定在某一特定范围，这样在连续观察血压变化时就更有意义了。

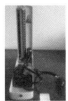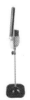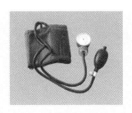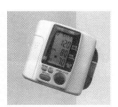

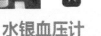

水银血压计　　弹簧式血压计　　电子血压计

水银血压计测量步骤

水银血压计测量步骤

1. 在测量前要求被测者安静 10—15 分钟，保持情绪稳定、身体放松，摆好体位。

2. 打开血压计，开启水银槽开关。驱尽袖带内空气，平整地置于上臂中部，下缘距肘窝 2—3 厘米，松紧以能插入一指为宜。

3. 听诊器放在肱动脉搏动最明显处，一手固定，另一手握加压气球，关气门，注气至肱动脉搏动消失再升高 20—30 毫米汞柱。

4. 缓慢放气，速度以水银柱每秒下降 4 毫米汞柱为宜。

5. 当听诊器中出现第一声搏动声时，水银柱所指的刻度即为收缩压；当搏动声突然变弱或消失时，所指的刻度为舒张压。一般测量 2 次取平均值，必要时测量双侧上肢血压对照。

6. 测量结束，排尽袖带内余气，扣紧压力活门，整理后放入盒内；血压计盒盖右倾 45°，使水银全部流回槽内，关闭水银槽开关，盖上盒盖，平稳放置。

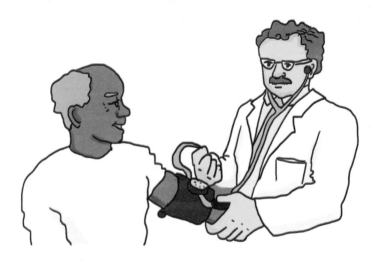

生活中 8 个控制血压小窍门

1. 干活"慢"半拍：高收入、高职位、多应酬的中青年白领人群正成为高血压的"新宠"。所以，快中求慢，有利于预防高血压。

2. 经常快步走：每周快走 2.5 小时可以大大降低高血压危险。成年人散步的速度一般在每小时走 3 千米以内，而每小时走 4.5 千米左右的才是快步走。

3. 闭上眼睛：闭上眼睛深呼吸可以调节我们的胸腔负压，增加回心血量，降低心脏负荷、放松心情、缓解压力，达到降低血压的目的。

4. 听古典音乐：高血压病人经常听舒缓、轻柔、轻松的古典乐曲对降压极其有帮助，音量控制在 40 分贝以下为宜。

5. 治疗打鼾：打鼾严重的人往往患有睡眠呼吸暂停综合征，其中，50% 以上的阻塞性睡眠呼吸暂停综合征患者有高血压，及时治疗有助于血压恢复正常。

6. 多吃：橘子、橙子、香蕉、土豆、芹菜、蘑菇等有降压效果，可以多吃；也可以多吃一些茄子，茄子有软化血管的作用。

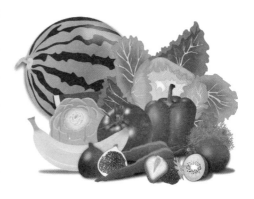

7. 少量饮酒：研究显示少量饮酒有扩张血管等"活血"的功用，因此在寒冬季节或逢年过节适量饮些酒精含量低的啤酒、红酒、黄酒，对人体有益。

8. 多吃豆制品：豆制品中含有丰富的钾，对于控制血压有一定的帮助。但兼有胃病、肾病和痛风等疾患的高血压患者最好不要多吃豆制品。

中暑不能轻视

高温环境下，体温调节功能紊乱，易患以中枢神经系统和循环系统障碍为主要表现的急性疾病。中暑不能轻视！

先兆中暑

1. 头痛、头晕、口渴、多汗、四肢无力发酸、注意力不集中、动作不协调等。

2. 体温正常或略偏高。

3. 及时转移到阴凉通风处，补充水和盐分，短时间内可恢复。

轻度中暑

1. 头晕、乏力、口渴等症状加重，往往还有面色潮红、大量出汗、皮肤灼热等。

2. 出现四肢湿冷、面色苍白、血压下降、脉搏增快等表现。

3. 体温可升到38℃以上。

4. 及时处理，可在数小时内恢复。

重度中暑

中暑情况最严重的程度，有热痉挛、热衰竭、热射病，如不及时救治可能会危及生命！

1. 热痉挛：大量出汗、口渴，饮水多而盐分补充不足，血中电解质浓度低，肌肉突然出现阵发性痉挛、疼痛。

2. 热衰竭：常发生于老年人或体质较弱、尚未适应高温者，有明显乏力、头晕、头痛、心悸、口渴、恶心、呕吐、皮肤湿冷、血压下降、晕厥、神志模糊，体温正常或稍高等症状。

3. 热射病：长时间在烈日下暴晒，脑细胞受损，出现脑水肿，有剧烈头痛、恶心呕吐、烦躁不安，继而发生昏迷抽搐。

心血管病人的日常保健

控制体重

肥胖的计算方法

体重指数：BMI（体重 / 身高的平方）>28

腹型肥胖：男性腹围 ≥ 90 厘米

女性腹围 ≥ 85 厘米

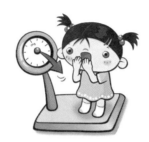

戒烟限酒

★ 彻底戒烟

★ 减少饮酒

男 <30 毫升 / 天

女 <15 毫升 / 天

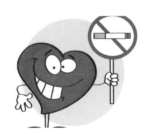

运动四大误区

1. 清晨过早运动。

2. 每周一次大量剧烈运动。

3. 身体不胖不瘦就不锻炼。

4. 运动后大量喝水和洗冷水浴。

心血管病人的日常饮食

碳水化合物

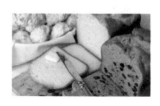

适宜的食品：粥、面、米饭。

不宜的食品：番薯（产气食品）、干豆类、饼干类。

蛋白质

适宜的食品：牛肉、猪瘦肉、蛋、牛奶制品、大豆制品等。

不宜的食品：五花肉、鳗鱼、加工食品等。

脂肪

适宜的食品：植物油、少量奶油、沙拉酱。

不宜的食品：动物油、猪油、熏肉。

维生素、矿物质食品

适宜的食品：蔬菜类（菠菜、白菜、胡萝卜、番茄、百合、南瓜等），水果（苹果、桃、梨、橘子、香蕉等），海藻类，菌类。

不宜的食品：不易消化的食品（竹笋、玉米），刺激性强的蔬菜（香菜、芹菜）。

含钾丰富的食物

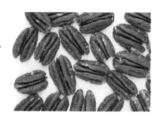

柑橘、杏子、香蕉、红枣、无花果、葡萄、大豆、菠菜、马铃薯等，此外，家禽、鱼类、瘦肉钾含量也较高。

心血管病人适宜的运动

运动是心脏康复的核心。大量研究证实，保持有规律、适当强度的运动可以改善心脏功能，促进心血管病人恢复体能。许多人认为，运动强度越大，运动量越大，越有益健康，这是最常见的错误观点。时间短、强度大、需要爆发力的竞争性体育比赛项目为无氧代谢运动，是对人体力量与速度极限的不断挑战与突破，但不利于人体健康，反而会大大增加身体受伤的机会。对于老年人、体质较差者或心血管疾病患者来说，不适应的运动容易引发疾病甚至发生意外，如果高血压患者从事这些运动，无疑会导致血压急剧升高，甚至发生脑出血的严重后果。对于心脑血管疾病患者来说，推荐的运动还是有氧代谢运动——首推快步走路，也可选择慢跑、游泳、骑自行车、跳健身舞、跳绳、爬山、正常速度爬楼梯、打太极拳、做保健操等项目。

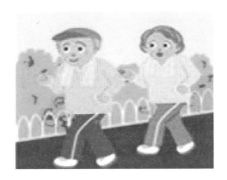

保持适宜的运动量，可以坚持三、五、七原则。

"三"指每天步行三公里，每次三十分钟以上，一次走完最好，两三次走完也可以；"五"指每周运动五次左右，保持每天都有规律的健身运动，最为理想；"七"指中等量运动，以运动中的心率达到（170－年龄）次／分为准。

服用降压药有讲究

高血压的诊断：目前我国采用的标准是收缩压 ≥ 140mmHg 或舒张压 ≥ 90mmHg，它是最常见的慢性病，也是心脑血管病最主要的危险因素。

高血压的表现：头痛、头晕眼花、注意力不集中、心脑肾各脏器功能损害，甚至发生衰竭。

血压类型

1. 血压呈一峰一谷：上午 6—8 时达峰，晚上则开始降低，于睡眠时降至低谷，至次日凌晨 2—3 时最低。

2. 血压呈双峰一谷：血压波动规律在一天中出现两个高峰，即 6—8 时、16—18 时为最高，之后开始缓慢下降，至次日凌晨 2—3 时最低。

最佳服药时间

确定血压类型，掌握最佳服药时间，可提高用药的合理性和依从性，充分发挥药物疗效。血压控制达标可显著降低心脑血管疾病的发病率和病死率，降血压达标时间越早，获益越大。

1. 一般降压药的药效是在服药半小时后出现，2 到 3 个小时达峰。选择正确的给药时间不仅可以提高药效，还可减少副作用。

2. 有的降压药物宜与食物同服，可增加药物体内吸收的程度。

3. 有的药物宜空腹服用，因胃中的食物可使本品吸收减少 30%—40%，故宜在餐前 1 小时服药。

4. 不论哪种类型的高血压患者，服药期间，一定要定时监测血压，使血压趋于稳定至目标值。

5. 千万不能模仿他人服药，须在医生指导下服用抗高血压药。

出现这些症状怎么办

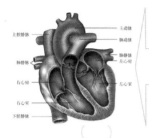

心脏是循环系统中的动力。心脏的作用是推动血液流动，向器官、组织提供充足的血流量，以供应氧和各种营养物质，并带走代谢的终产物，使细胞维持正常的代谢和功能。

正常人心率每分钟60—100，频率规则。

如果出现心脏节律的异常，如心跳过快、过慢或者心跳不规律，可影响全身血液供应，导致心悸、胸闷、低血压、出汗，严重可出现晕厥，甚至猝死。

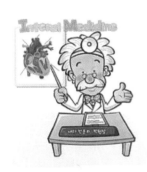

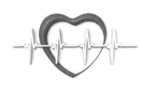

头晕？
胸闷？
心悸？
低血压？

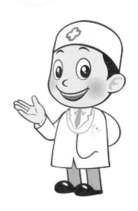

一旦出现上述症状或者心电图检查有异常，需及时咨询心脏专科医生。

心跳过慢有方法

心跳过慢的起搏治疗

大量临床研究证实植入心脏起搏器是治疗心跳过慢最有效的方法，它能延长生命，消除或减轻症状，提高生活质量。绝大多数接受起搏治疗的病人适合植入有频率适应性功能的双腔起搏器，因为此类起搏器能模拟正常心脏的跳动心律，使病人全身得到最佳的血液供应。

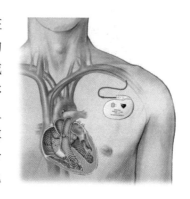

起搏器的手术过程

起搏器植入手术是简单且安全的手术，只需要局部麻醉。通常在锁骨下方的上胸部做一个横切口，将起搏器的电极导线通过静脉置入心脏，并将起搏器放入切口内皮肤下，最后将皮肤缝合。整个过程通常需 1—2 个小时，术后一周左右可出院。

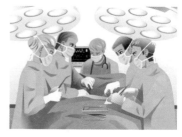

手术后生活

手术后病人可恢复病前的活动能力，进行正常的工作、学习和活动。为了使起搏器的工作处于最佳的状态，病人需要定期到院检查，通常每年 1—2 次。

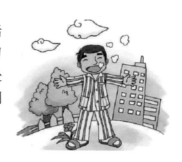

有些心跳太快会要命
——快速性室性心律失常的治疗

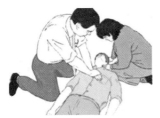

心脏的正常跳动是全身血液供应的保证，如果心跳显著过快，就会影响全身的血液供应。我们经常听见、看见一个正常人突然晕倒，或经医务人员及时救治得以挽回生命，或因此失去了宝贵的生命，引起这种现象的最常见病因就是目前世界上死亡率最高的致命杀手——快速性室性心律失常。

快速性室性心律失常的治疗

快速性室性心律失常的治疗和预防可用药物和植入式心律转复除颤器（ICD）。大量临床研究证明，相对于药物，ICD 显著降低死亡率。现在全球每年有 10 多万病人植入心律转复除颤器。ICD 的植入方法与起搏器相似。

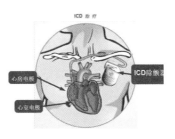

手术后生活

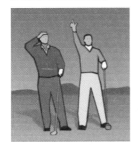

手术后病人可恢复病前的活动能力，进行正常的工作、学习和活动。为了保障植入式转复除颤器的正常工作，病人需定期到医院检查，有些患者还需要配合药物治疗，从而减少病情发作，延缓心脏病发展，保障自己的生命安全。

房颤消融的新选择

什么是导管消融治疗

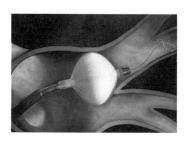

　　冷冻球囊导管消融电隔离肺静脉是继传统的逐点射频消融之后发明的治疗房颤的一项新技术，通过液态制冷剂的吸热蒸发，进行冷冻消融，使得目标消融部位的心肌细胞因极低温冷冻而被破坏，阻止异常电信号的传递，从而达到治疗房颤的目的。冷冻球囊消融效率更高，肺静脉隔离更快更完全，手术操作安全性好，并发症更少，手术时间和 X 线曝光时间明显缩短，射线量低于 30mGy，最低 12mGY，极大地提高了房颤手术的效率，减少了手术时间和射线量。

　　杭州市第一人民医院心内科电生理团队率先在国内开展冷冻球囊消融技术，并已熟练运用于房颤的消融治疗中，形成了一套独到的影像学和导管操控技术流程，达到国内领先。目前电生理团队整个手术时间 80 分钟左右，左房操作时间 40 分钟左右。

　　冷冻球囊消融术的出现，让医生和房颤患者有了新的选择。在全球范围内，冷冻球囊消融术作为新兴的消融技术，已在50 多个国家被运用于房颤的治疗，其应用前景得到广泛认可。

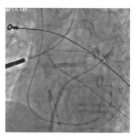

冷冻 SPV LAO

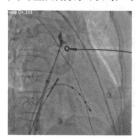

冷冻 SPV RAO

复杂冠脉病变介入治疗

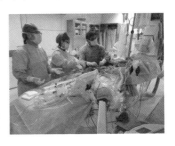

杭州市第一人民医院心内科早在 20 世纪 90 年代就在浙江省内率先开展心血管介入技术，多年来已形成一支技术精湛的冠脉介入团队，人才梯队完善，整体技术水平、硬件设备位居国内一流。目前拥有介入导管室 3 间，其中冠脉介入专用导管室 1 间，配备冠脉内超声仪（IVUS）2 台、血液动力学监测系统、主动脉球囊反搏泵、冠状动脉内压力测定（FFR）、冠状动脉内旋磨仪、ACT 凝血测定仪、除颤仪、呼吸机等先进设备。

冠脉团队在左主干病变、分叉病变、多支病变、慢性闭塞病变等高危冠脉病变治疗方面具有特别丰富的经验。逐渐积累了逆向开通 CTO 病、K-Mini-Crush/Culotte 技术完成分叉病变、冠脉内旋磨治疗严重钙化病变等临床经验；急诊冠脉介入治疗全面启用胸痛中心的规范流程和管理，在心梗合并心源性休克等诸多危重复杂病变方面具有丰富治疗经验。心内科每年完成冠脉造影约 2000 例，冠心病介入治疗 1000 余例，其中急诊冠脉介入 100 余例，手术成功率 95% 以上，无重大并发症。

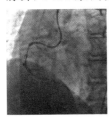

经左前降支远端逆行开通慢性完全闭塞的右冠状动脉

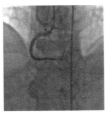

开通闭塞段后，按 Culotte 术式完成分叉病变治疗

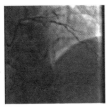

前降支近段后完全闭塞，累及对角支开口严重狭窄

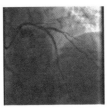

开通闭塞段后，按 Culotte 术式完成分叉病变治疗

血管里也会长"斑"

动脉粥样硬化斑块就是长在血管里的"斑",是"坏"胆固醇等沉积在血管内壁上形成黄白色的、粥样状的小块状东西。

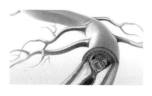

血管里长"斑"的危害

影响血液畅通。如果把血管看成向大脑、心脏输血、供氧的公路,血管里的这种"斑"就像堵在公路上的石头,会影响血液畅通。

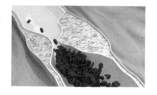

尤其应警惕以下部位的斑

颈动脉和冠状动脉。这是人体分别向大脑和心脏供血的主要通路。

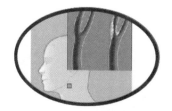

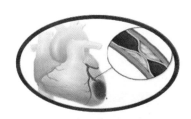

颈动脉血管   冠状动脉血管

不起眼的"斑",可能带来"大麻烦"

随着动脉粥样硬化的进展,"斑"越长越大,甚至破裂,导致血栓形成,就会堵塞血管这条公路,大脑、心脏缺血、缺氧,最终导致心梗、脑梗的发生。

研究证实,颈动脉斑块可大大增加患冠心病、卒中等心血管疾病的风险。

颈动脉斑块可大大增加患冠心病、卒中等心血管的疾病风险。

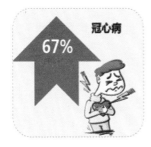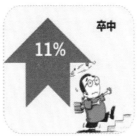

血管里长"斑",提示有患心血管疾病的高风险,"坏"胆固醇是斑块形成的"罪魁祸首"。

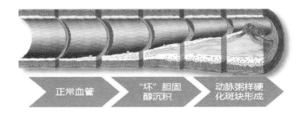

如何知道血管里是否长"斑"?颈动脉超声检查可有效检测血管里有无斑块的形成,颈动脉粥样硬化斑块是反映全身动脉粥样硬化状况的"窗口"。

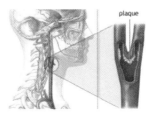

高血压、吸烟、中老年、早发冠心病家族史都是心血管疾病的主要危险因素,易使血管内膜受损,促进"坏"胆固醇沉积形成斑块,这四类人群是易长"斑"的人群,应定期进行颈动脉超声筛查,早发现、早治疗。

哪些因素容易引发中风

主要危险因素

1. 高血压；
2. 高胆固醇血症；
3. 糖尿病；
4. 心房纤维性颤动或有其他的心脏疾病。

一般危险因素

1. 呼吸睡眠暂停；
2. 直系亲属（父亲、母亲、兄弟姐妹、儿女）中有过卒中或者心脏病史；
3. 吸烟；
4. 大量饮酒；
5. 缺乏体育运动，每周不能坚持3次（每次至少20—30分钟）；
6. 膳食中含饱和脂肪酸或油脂过多；
7. 肥胖；
8. 男性；
9. 牙龈经常出血、牙龈萎缩、牙齿松动、脱落；
10. 缺血性眼疾病；
11. 突发性耳聋。

具有以上2项主要危险因素，或具有1项主要危险因素和2项以上（包括2项）一般危险因素，或既往有卒中/短暂性脑缺血发作（TIA）的病史者，建议到医院接受脑卒中筛查。

中风发病征兆有哪些

1. 一侧面部、肢体突然出现无力或麻木、活动不便；
2. 不能说话，吐字不清或听不懂别人的话；
3. 突然出现头痛或与往常不同的头痛；
4. 突然不明原因的头晕，站立不稳或跌倒；
5. 突然视物不清，眼发黑；
6. 短暂的意识丧失或异常昏睡、失眠；
7. 恶心、呕吐或血压波动。

如何预防中风

1. 戒烟；
2. 生活有规律；
3. 保持心境平和，情绪稳定、勿生气；
4. 持之以恒的适量运动；
5. 多食蔬菜水果；
6. 保持适当体重，勿过胖；
7. 积极治疗高血脂、高血压、心脏病、糖尿病；
8. 遵医嘱服药治疗。

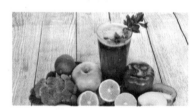

远离脑卒中

什么是脑卒中

　　脑卒中是指急性起病，由脑局部血液循环障碍所导致的神经功能缺损综合征。脑卒中别称很多，如"脑中风""脑血管意外""脑血管病"，其实都是同一类病。由于这个病来势较快，病势险恶，变化多端，犹如自然界的风一样"善行多变"，因而中医把这类病称为"脑中风"；由于这种病的发生是脑血管意外地出了毛病，难以预料，因此又叫"脑血管意外"；西医则把它归于"脑血管病"。

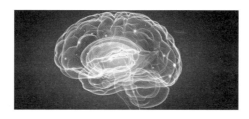

脑卒中分哪几类

　　脑卒中通常分为缺血性脑卒中和出血性脑卒中两大类。

　　缺血性脑卒中主要包括：短暂性脑缺血发作，是脑组织短暂性、缺血性、局灶性损害所致的功能障碍。脑血栓形成。多由动脉粥样硬化、各种动脉炎等引起脑血管局部病变，形成血凝块堵塞，从而发病。脑梗塞：多由心脏疾病、骨折或外伤后脂肪入血等因素形成栓子，随血流进入脑血管造成栓塞。

　　出血性脑卒中主要包括两类。脑出血：指脑实质内血管破裂出血，不包括外伤性脑出血。多由高血压、脑动脉硬化、肿瘤等引起。蛛网膜下腔出血：由脑表面和脑底部的血管破裂出血，血液直接流入蛛网膜下腔所致。常见原因有动脉瘤破裂、血管畸形、高血压、动脉硬化、血液病等。

脑卒中发病率为什么居高不下

错误的观念和不健康的生活方式是导致这一问题最主要、最基础的原因。我国居民生活上存有许多误区，如膳食、运动、嗜好等方面。这也是多种慢性非传染性疾病所具有的共同危险因素。高血压、高血脂、高血糖都可以诱发脑卒中，这些慢性非传染性疾病又统称为生活行为方式病。它涉及日常生活的方方面面，对人们的健康影响极大。同时因为它的普遍性和习以为常，许多人并不觉得生活行为方式对健康的影响有多大。所以，错误的观念和不健康的生活方式成了"隐形杀手"。

另外，某些器质性病变如心脏卵圆孔未闭、房颤，也可以引发脑卒中。

脑卒中是否可防可治

脑卒中可以预防。我们要改正错误的观念和不健康的生活方式，有意识地避免脑卒中的危险因素；另外，对体内已经形成的病理变化，如颈动脉斑块造成狭窄等，要引起重视，定期进行脑卒中筛查，及早发现问题，做到早诊断、早治疗，就可以有效地防止脑卒中的发生。

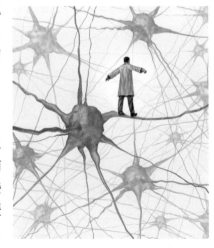

脑卒中发生超过 3 小时，脑组织即坏死。研究显示，只有不到 1% 的患者能够及时得到治疗。所以，只要脑卒中发生后及时救治，有些患者的病情完全可以得到缓解，患者甚至可以恢复正常，不留下任何后遗症。

预防脑卒中从什么时间开始

预防脑卒中要从幼年开始，因为动脉硬化的病理改变往往从儿童时期就已经开始。其随年龄的增长而逐渐加重，主要与食物中的脂肪含量过高、高糖饮食导致幼年肥胖有关。

高脂血症和肥胖是引起动脉硬化的主要原因。从幼年开始，就应该适当控制高胆固醇及高糖食品的摄入，多吃果蔬，不偏食、不过量，还要积极参加各种体育运动。养成良好的生活习惯，对人的一生极为有益。

日常生活中，应该注意哪些问题

生活饮食习惯与脑卒中的发生关系密切，如高盐高脂饮食、吸烟、饮酒、缺乏体育锻炼等都已被证实是引致脑卒中的危险因素。因此，脑卒中的预防要以"健康四大基石"为主要内容，即"合理膳食，适量运动，戒烟限酒，心理平衡"。

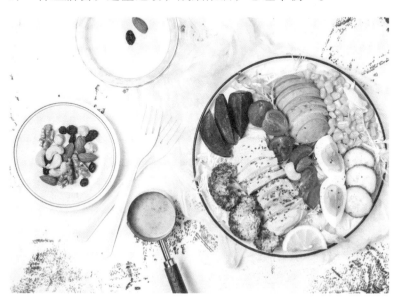

脑卒中患者应重点注意以下 4 点

（1）高血压患者，应注意控制血压，坚持服用降压药物。

（2）高胆固醇血症患者，应注意控制胆固醇，坚持服用降血脂药物。

（3）糖尿病患者和高危人群，应积极防治糖尿病。

（4）心房纤维性颤动或有其他心脏疾病者，应控制心脏病等危险因素。

日常生活中要注意以下 10 点

（1）饮食要清淡。

（2）适度增加体力活动，但不要超量运动。

（3）克服不良嗜好，如吸烟、喝酒、久坐等。

（4）防止过度劳累、用力过猛。

（5）老年人应防止体位改变过于突然、便秘。

（6）注意气候变化。

（7）每天饮水要充足。

（8）看电视、上网等时间不要太长。

（9）保持情绪平稳。

（10）定期进行健康体检，发现问题早防早治。

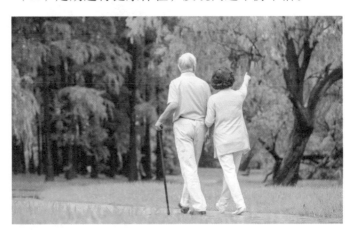

如何判别脑卒中的早期危险信号

脑卒中来势急骤，但在发病之前，还是有一个病理演变过程的。其中有一个短暂的脑循环障碍，是可恢复的阶段，临床上表现为各种先兆症状，常在脑卒中发生前数分钟至几天内出现，归纳起来大致有以下几种。

（1）各种运动障碍：身体一侧或双侧、上肢、下肢或面部出现无力或活动不灵。

（2）感觉障碍：口唇、面舌、肢体麻木，耳鸣、听力下降。

（3）单眼或双眼突发视物模糊，或视力下降，或视物成双。

（4）言语表达困难或理解困难。

（5）头晕目眩、失去平衡，或任何意外摔倒，或步态不稳。

（6）头痛，通常是严重且突然发作，或头痛的方式与往日不一样。

（7）性格、行为、智能方面突然一反常态。

这些症状可以是一过性的，也可以是反复发作或逐渐加重的，发现后应该尽早就诊，抓紧时间就诊，因为时间就是大脑！

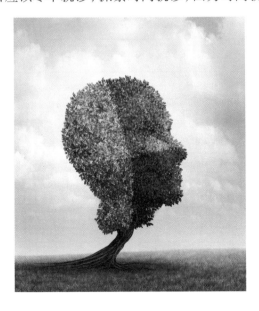

脑卒中高危人群风险评估表

脑卒中危险因素	评 分
血压	□＞ 140/90mmHg 或不知道
心房颤动	□心律不齐
吸烟	□吸烟
胆固醇 (CHO)	□＞ 240 mg/dl 或未知
糖尿病	□是
体育活动	□很少体育活动
体重	□明显超重
卒中家族史	□是
高危人群：危险因素 ≥ 3 分 专家意见：请到医院相关科室，在专家指导下行相应检查和规范干预治疗。 中、低危人群：危险因素 ＜ 3 分 专家意见：健康饮食、适当运动、避免肥胖、戒烟限酒、定期体检。	

注：1. 在脑卒中危险因素相应的评分框内打√，每个框为 1 分值；

2. 胆固醇换算公式为：mg/dl × 0.0258 = mmol/L mmol/L × 38.7 = mg/dl。

如何降低脑卒中风险	重视下列任何一个卒中症状
1. 定期测量并控制血压。	面部：微笑，是否出现一侧脸部口角歪斜 上肢：抬举双侧上肢，是否存在一侧上肢下沉 说话：重复表达一个词组，是否存在言语表达含糊或不清 时间：如果有上述任何症状，请立即去医院或拨打急救电话
2. 检查是否有心房颤动。	
3. 假如吸烟，请戒烟。	
4. 检查是否有高胆固醇血症。	
5. 如有糖尿病，请遵从医生建议控制血糖。	
6. 每日进行体育锻炼。	
7. 坚持低盐低脂饮食。	

知己知彼　轻松抗糖

★我国有多少糖尿病患者？

我国是世界上患糖尿病人数最多的国家，每 4 个成年人中就有 1 个高血糖，60.7% 的糖尿病患者未被诊断而无法及早进行治疗。

★什么是糖尿病？

糖尿病是 21 世纪的流行病，其病程长，发病率高，是继心脑血管病、癌症之后的第三大疾病，严重影响人们的身心健康和生活质量。

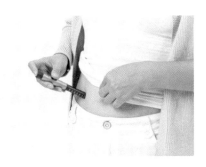

遗传因素

胰岛素分泌不足和（或）胰岛素作用障碍

环境因素

以高血糖为特征的慢性、代谢性疾病

糖尿病有哪些表现

★典型症状

多尿、多饮、多食、体重下降。

★其他症状

皮肤瘙痒、饥饿、视物模糊、疲倦。

糖尿病被称为"无声的杀手"，大部分患者无明显症状。

糖尿病如何诊断

诊断标准	静脉血浆葡萄糖水平（mmol/L）
典型糖尿病症状（多尿、多饮、多食及体重下降），加上随机血糖	≥ 11.1
或	
空腹血糖	≥ 7.0
或	
葡萄糖负荷后 2 小时血糖	≥ 11.1
无糖尿病症状者，需改日重复检查	

糖尿病分哪些类型

（1）1 型糖尿病：约占糖尿病患者的 5%—10%，发病年龄通常小于 30 岁，起病迅速，需依赖胰岛素治疗。

（2）2 型糖尿病：占糖尿病患者总数的 90% 以上，是最常见的糖尿病类型，病情较缓和。

（3）妊娠期糖尿病：指妊娠期间首次发生或发现的糖耐量减低或糖尿病。

（4）特殊类型糖尿病：相对少见。

哪些人容易得糖尿病

⊙分娩过 8 斤以上巨大胎儿者
⊙年过 40 岁者
⊙有糖尿病家族史者
⊙肥胖者
⊙缺乏体力活动者

⊙吸烟、酗酒者
⊙有高血压、冠心病或血脂、血尿酸异常者
⊙有过胰腺疾病

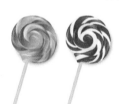

糖尿病能否治愈

糖尿病是终身疾病，不能治愈，但能控制，控制好了糖尿病患者和正常人一样！

如何"接受"糖尿病

"承认"是"接受"的第一步
"承认"可以帮助您向前走
"接受"可以改变糖尿病

糖尿病与情绪有关

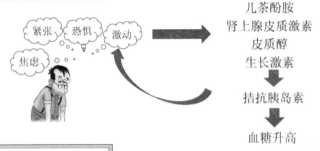

儿茶酚胺
肾上腺皮质激素
皮质醇
生长激素

拮抗胰岛素

血糖升高

得了糖尿病怎么做

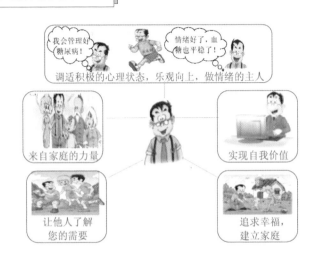

糖尿病会有哪些并发症

⊙常见的急性并发症

糖尿病酮症酸中毒

高血糖高渗综合征

糖尿病乳酸性酸中毒

⊙常见的慢性并发症

心脑血管疾病：卒中、心衰 心绞痛

肾病变：肾功能不全、肾衰 下肢浮肿

视网膜病变： 视力下降 失明

神经病变：腹泻或便秘 四肢麻木 感觉丧失或过敏

下肢血管病变：间歇性跛行 下肢缺血性溃疡

糖尿病足：足溃疡 / 坏疽 截肢

糖尿病综合治疗有哪些

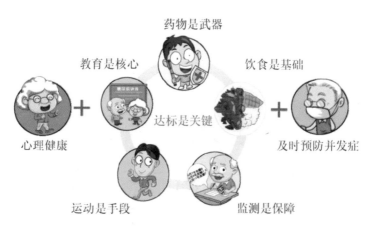

药物是武器

教育是核心　　　　　饮食是基础

达标是关键

心理健康　　　　　　　　及时预防并发症

运动是手段　　　监测是保障

五驾马车是基础，心理健康是前提，预防并发症是终极目标

科学饮食巧搭配

科学饮食好处多

维持合理体重

减轻胰岛素抵抗 降低胰岛细胞负荷

达到并维持理想的血糖水平

保持营养均衡的膳食

减少引发心血管疾病的危险因素

健康饮食总原则

控制总热量，保持"收支"平衡

均衡营养、合理搭配、定时定量

饮食清淡、低脂少油、少糖少盐

戒烟限酒

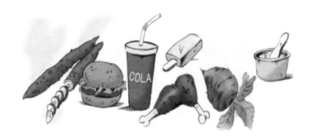

饮食计算"三部曲"

第1步：确定每日饮食总热量

每日摄入的总热量根据体重和劳动强度等进行计算，并结合实际情况进行调整。

（1）计算您的标准体重

标准体重（公斤）= 身高（厘米）−105

（2）评价您目前的体重状态

目前体重状况（%）=（实际体重 − 标准体重）/ 标准体重 ×100%

体重状态	≥ 20%	≥ 10%	± 10%	≤ −10%	≤ −20%
定义	肥胖	超重	正常	偏瘦	消瘦

（3）确定每日所需总热量：根据体型和劳动强度计算

每日所需总热量 (kcal)= 标准体重 × 每千克体重需要的热量

第2步：计算每日所需的食物交换份

◆食物交换份：指将食物按照来源、性质分成4大类（8小类），每1个食物交换份所提供的热量均为90千卡。

◆食物交换原则：同类食物之间可选择交换，非同类食物之间不得交换。

第3步：合理分配一日三餐

一日三餐最常见的分配方案是早餐 1/5、午餐 2/5、晚餐 2/5 或早、午、晚各占 1/3。

◆注射胰岛素或口服降糖药易出现低血糖者，可将正餐匀出小部分作为两正餐之间的加餐。

◆睡前加餐可选用鸡蛋、牛奶、豆腐干等蛋白质食品，利于预防夜间低血糖。

食物交换份分配	早餐		午餐		加餐	晚餐	
	3份	或5份	6份	或5份	1份	6份	或5份

糖尿病患者饮食巧搭配

糖尿病患者的饮食需要碳水化合物、蛋白质和脂肪这三种营养成分来提供身体需要的能量。碳水化合物占 50%—60%，蛋白质占 10%—15%，脂肪占 <30%，维生素、无机盐要充足。健康的饮食结构应符合下面的食物宝塔。

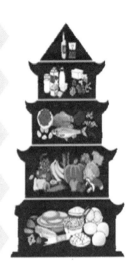

油(25～30g)、盐(6g)

奶及奶制品(300g)、大豆及坚果(30～50g)

畜禽肉类(50～75g)、鱼虾类(50～100g)、蛋类(25～50g)

蔬菜(300～500g)、水果类(200～400g)

谷、薯及杂豆类(250～400g)
(糖尿病患者根据血糖情况而定)

饮食清淡少油盐

烹调忌用动物油，每日用盐量少于 6 克，限制摄入含盐高的调味品，警惕看不见的油脂——坚果类。

1 个啤酒瓶瓶盖的盐 ≈ 3 克 15 粒花生米或一小把瓜子 ≈ 10 毫升油

推荐的烹调方法：炖、蒸、烩、拌、煮、氽、煲。

不推荐的烹调方法：炸、煎、红烧。

牛肉炖豆角 清蒸鲈鱼 烩豆腐√

炸鸡腿 煎饺 红烧排骨 ×

水果选择有讲究

糖尿病患者可以吃水果，只不过要掌握好吃水果的时机、时间、种类和数量四方面的技巧，根据病情科学合理地选用。

时机：血糖控制较理想，病情稳定。

空腹血糖 < 7.0mmol/L 餐后 2 小时血糖 < 10.0mmol/L

糖化血红蛋白 < 7.5%

时间：两次正餐之间（如上午 10 时、下午 3 时），作为加餐食用。

忌：餐前或餐后立即吃水果。

戒烟限酒助健康

吸烟会影响胰岛素正常发挥作用,显著增加心脑血管疾病、神经病变、眼病、肾病等风险。酒精可使血糖不稳定，糖尿病患者应避免空腹饮酒，要限制饮酒量，每日不超过 1—2 份标准量，（含酒精 10 g 为 1 份标准量），每周不超过 2 次。

以下含酒精 15 克

啤酒 450 毫升

葡萄酒 150 毫升

低度白酒 50 毫升

甜味剂选用要恰当

◆阿斯巴甜：甜度是蔗糖的 150—200 倍，对血糖影响小，需加热的食物不宜使用。

◆木糖醇：甜度与蔗糖相当，体内代谢不需要胰岛素参与，但吃多可引起腹泻。

健康饮食小窍门

应对饥饿的方法

◆多吃些低热量、高容积的蔬菜：如西红柿、黄瓜、大白菜、菠菜等。

◆少吃多餐，将正餐的主食匀出一小部分作为加餐。

◆饮食清淡，放慢吃饭速度，多嚼慢咽。

◆讲究吃饭顺序，先喝清汤，再吃蔬菜。

◆粗粮代替细粮。

简单饮食１２３４５

每天１袋牛奶

每天 200～250g 碳水化合物

每天３个单位优质蛋白
1 单位优质蛋白=猪肉 1 两=鱼 2 两=鸡蛋 1 个

4 句话：有粗有细、不甜不咸、
少吃多餐、七八分饱

每天 500g 蔬菜

健康餐盘

糖尿病患者用餐时可使用直径为 15.24 厘米的标准餐盘，将餐盘想象成由 3 部分组成，分别放置蔬菜、主食和肉类，体积比例约为 2：1：1。

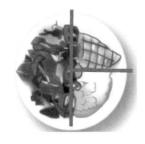

健康饮食小常识

"无糖食品"真的无糖吗

所谓"无糖食品"是指不含蔗糖，或用甜味剂代替蔗糖的食品，其主要成分是淀粉。淀粉与我们日常吃的馒头、米饭所产生的热量无多大差别，吃的时候应该记入主食量，不可大量吃。

糖尿病患者可以喝粥吗

粥极易消化，会导致餐后血糖急剧升高。但如大米中加入杂粮或蔬菜，如小米、燕麦、菜叶，另外熬粥时间不要太长，在粥变稠之前喝，就不会引起血糖迅速升高。

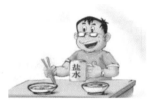

饮食治疗就是饥饿或全素食疗法吗

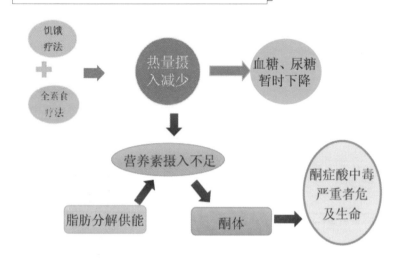

合理运动身体棒

活动减少是糖尿病发生的一个重要危险因素，运动疗法是糖尿病治疗的基本手段。

运动有哪些好处

提高胰岛素敏感性，减轻胰岛素抵抗

改善葡萄糖代谢，降低血糖

减轻中度高血压

降低甘油三酯水平

精力充沛 缓解压力

增强肌肉力量和身体灵活性

哪些糖友适合运动

肥胖的 2 型糖尿病　　稳定期的 1 型糖尿病　　病情控制稳定的 2 型糖尿病　　稳定期的 妊娠糖尿病

哪些糖友不宜运动

空腹血糖 >16.7mmol/L

有糖尿病酮症酸中毒等急性代谢并发症

明显低血糖症或血糖波动较大者

合并急性感染

严重肾病（Cr>1.768mmol/L）

严重心脑血管疾病（不稳定性心绞痛、严重心律失常、一过性脑缺血发作）

如何掌握运动频率

糖尿病患者所选择的运动强度应是最大运动强度的60%—70%，常用心率来衡量，即运动时应保持心率（次/分）＝（220-年龄）×60%—70%。

简易计算法：运动时保持脉率(次/分钟)=170-年龄

自我感觉：周身发热、微微出汗，但不是大汗淋漓

运动需循序渐进，运动时间从每次5分钟逐渐增加到30分钟，每周1次逐渐增加到5次。成年糖尿病患者每周至少运动150分钟（如每周运动5天，每天30分钟），运动间隔时间不宜超过3天。

糖友适合哪些运动

糖尿病患者可选择中等强度及以下的有氧运动，如步行、慢跑、游泳、骑车、跳舞、打太极拳等，无禁忌症者每周最好进行2次轻中度抗阻运动。

运动种类	举例	持续时间（分钟）	消耗热量（千卡）
最低强度运动	散步、购物、做家务、打太极拳	30	90
低强度运动	跳交谊舞、做体操、平地骑车、打桌球	20	90
中强度运动	爬山、慢跑、打羽毛球、上楼梯	10	90
高强度运动	跳绳、游泳、举重、打篮球	5	90

有合并症糖友如何运动

合并症	强度	时间	频率	方式
冠心病	低	20—45 分钟	3—4 次 / 周	慢跑、打太极拳、步行、骑车等有氧训练
糖尿病心肌病	低	20—45 分钟	3—4 次 / 周	慢跑、打太极拳、步行、骑车等有氧训练
高血压	低、中	≥ 30 分钟	> 4 次 / 周	静气功、有氧训练
闭塞性动脉硬化症	中	≥ 30 分钟	每天 1 次	上肢和躯干肌的运动锻炼
糖尿病合并慢性阻塞性肺病	中	≥ 30 分钟	2—5 次 / 周	有氧训练、抗阻训练

运动的注意事项

（1）请在医护人员指导下制订合适的运动计划，时间、强度相对固定。

（2）选择宽松、轻便、透气的衣物，合脚、舒适的运动鞋和较厚的棉袜。

（3）随身携带急救卡及糖果、饼干等，以防发生意外及低血糖时及时处理。

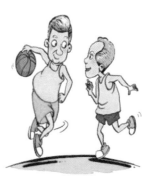

（4）运动前将胰岛素注射在腹部，避免肢体活动使胰岛素吸收加快、作用加强，易发低血糖。

（5）运动前应先进行低强度热身运动 5—10 分钟。

全面监测是保障

全方位监测更放心

　　自我监测是糖尿病管理的重要手段之一，全面监测可以帮你远离危害。

　　实时了解血糖、血压、血脂水平，及时发现病情波动。

　　指导饮食、运动，优化药物治疗方案。

　　帮助各项指标综合达标，预防和延缓并发症的发生和发展。

　　提高自我管理能力，改善生活质量，保持健康心情。

研究表明

　　坚持自我监测的患者，微血管和大血管事件及死亡率均显著下降。

 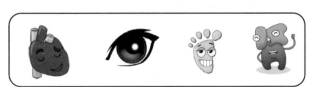

糖友需定期到医院检测的项目

糖友在家监测的项目

    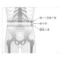

自我血糖监测　　　血压测量　　足部检查和护理　体重和腰围的测量

血糖监测是关键

血糖监测是"控糖"的风向标，能够及时了解血糖的控制水平和 波动情况，是医生调整治疗方案的重要依据，也是预防和延缓并发症 的重要手段。

哪些因素可导致血糖波动

⊙生病、手术、外伤

⊙错误地使用药物

⊙情绪波动：生气、焦虑、抑郁等

⊙日常饮食和运动不规律

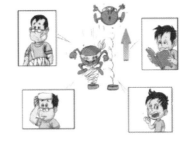

各时间点血糖监测的适用范围

时间	适用范围
餐前血糖	空腹血糖较高，或有低血糖风险时
餐后 2 小时血糖（从第一口饭算起）	空腹血糖已获良好控制，但糖化血红蛋白（HbA 1c）仍不能达标者；需要了解饮食和运动对血糖的影响者
睡前血糖	注射胰岛素患者，特别是晚餐前注射胰岛素者
夜间血糖	经治疗血糖已接近达标，但空腹血糖仍高者或疑有夜间低血糖者
其他	低血糖时，剧烈运动前后

血糖监测方案需根据病情、治疗目标和治疗方案来制订

强化胰岛素注射治疗的血糖监测方案							
	空腹	早餐后	午餐前	午餐后	晚餐前	晚餐后	睡前
未达标	√	√	（√）	√	（√）	√	√
已达标	√				√	√	√

注："√"是需测血糖时间，"（√）"可省去测血糖时间

指标监测勿忽视

糖化血红蛋白不可少

意义：糖化血红蛋白反映的是近2—3个月的平均血糖水平，是评估血糖控制的金标准，是预测并发症的可靠指标之一，也是调整治疗方案的重要依据。

监测频率：治疗之初至少每3个月测一次，达标后每6个月测一次。

控制目标：< 7.0%。

体重管理勿忽视

体重指数是评价体重是否正常的常用指标：

体重指数 (BMI)= 体重 / 身高的平方

腰围是评价体重是否正常的另一个重要指标，是衡量腹型肥胖简单、实用的指标。

腹型肥胖的判定标准：男性 ≥ 90cm，女性 ≥ 85cm。

测量方法：自然站立，测量肋骨下缘与髂嵴连线中点的腹部周径。

肥胖危害重重

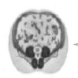
损害胰岛 β 细胞功能，更易发展或加重 2 型糖尿病。

胰岛素在体内的正常使用发生障碍。

与心血管风险紧密相关，大大增加患冠心病的风险。

监测日志要记好

记录血糖的日志：应包含血糖结果、用药情况、饮食、运动、身体不适等多方面信息。 就诊时带给接诊医生，提供调整治疗方案的依据。

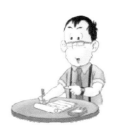

> 控制目标要牢记

中国 2 型糖尿病的综合控制目标

项目		目标值
血糖（mmol/L）	空腹	4.4—7.0
	非空腹	<10.0
糖化血红蛋白（HbA1c，%）		<7.0
血压（mmHg）		<140/80
总胆固醇（TC，mmol/L）		<4.5
高密度脂蛋白胆固醇（HDL-C,mmol/L）	男性	>1.0
	女性	>1.3
甘油三酯（TG,mm ol/L）		<1.7
低密度脂蛋白胆固醇（LDL-C,mmol/L）	未合并冠心病	<2.6
	合并冠心病	<1.8
体质指数（BMI，kg/m^2）		<24.0
尿蛋白/肌酐比值（mg/mmol）	男性	<2.5 (22.0mg/g)
	女性	<3.5 (31.0mg/g)
尿白蛋白排泄率 (ug/min)		<20.0 (30.0mg/d)
主动有氧活动（分钟/周）		≥ 150

注意保护您的脚

糖尿病足俗称"烂脚"，预防胜于治疗，日常的足部护理非常重要。

糖尿病足很可怕

⊙它是糖尿病最严重和治疗费用最高的慢性并发症之一

⊙糖尿病足患者下肢截肢的风险是非糖尿病患者的 40 倍

⊙大约 85% 的截肢是由足溃疡引发

⊙ 15% 左右的患者一生中会发生足溃疡

⊙如果早期正确预防和治疗，45%—85% 的患者可以免于截肢

养成每日检查足部的习惯

糖尿病患者每天要检查足部皮肤的温度、颜色，有无鸡眼、胼胝（老茧）、肿胀、趾甲异常等，如发现皲裂、水疱、擦伤、破溃、足趾间糜烂等情况，尽早到医院检查和处理。

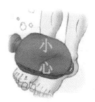

细心呵护远离糖足

⊙不泡脚，洗脚水温低于 37℃

⊙使用中性的肥皂

⊙用浅色毛巾擦干脚趾间的水分，保持脚趾间干爽

⊙干燥的皮肤使用润肤霜

⊙直着修剪趾甲，避免边上剪得过深

⊙避免自行修剪胼胝或用化学制剂来处理胼胝

⊙切忌赤脚行走或赤脚穿凉鞋、拖鞋

⊙勿用热水袋、电热毯，勿烤火，防止烫伤

糖尿病患者买鞋指南

1.买鞋的时间建议选在下午。

2.试鞋时，一定要双脚站立试穿。

3.最好选择宽松透气的圆头鞋。

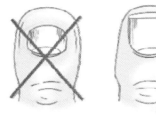

4.不要选择夹脚的尖头鞋，也不要穿不透气的鞋子。

5.尽量少穿拖鞋、凉鞋出门，以免受伤。

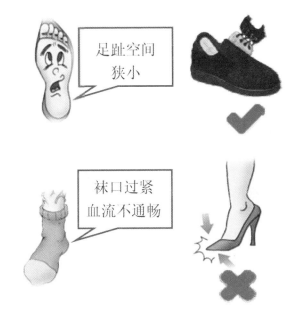

糖尿病患者的护理

皮肤护理要注意

（1）保持皮肤清洁，用中性肥皂、温水洗澡。

（2）避免蚊虫叮咬，不要抓挠皮肤，以免造成感染。

（3）避免阳光暴晒，外出涂防晒霜，打遮阳伞。

（4）如发现皮炎、疖肿等及时到医院就诊。

口腔护理有讲究

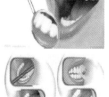

（1）勤漱口，早晚用毛质柔软的牙刷刷牙。

（2）勿用牙签剔牙，定期用牙线清理牙齿。

（3）每3—6个月定期进行口腔检查。

（4）口腔有疾患时，要及早接受治疗。

生病期间的护理

生病期间需严密监测血糖，根据血糖水平调整药物剂量，出现以下情况需及时看医生：

⊙血糖超过 15mmol/L

⊙体温超过 38℃

⊙出现持续呕吐、腹泻

⊙呼吸困难

⊙尿酮体持续阳性并伴有神志改变

⊙感觉口干、烦渴、多饮、多尿，体重突然下降超过 5%

⊙感染经久不愈或既往的慢性感染加重

⊙发生紧急情况：骨折、外伤、昏迷、心脑血管急症等

低血糖的预防与急救

糖尿病患者，当血糖 ≤ 3.9mmol/L 时，称为低血糖。

低血糖的常见原因

降糖药物过量

用药时间与进餐时间不匹配

进食太少、漏餐

过量饮酒、空腹饮酒

剧烈活动、活动量超平常、空腹运动

低血糖的救治

★记住两个"15"

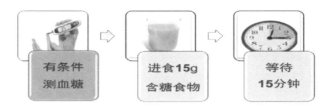

有条件测血糖　→　进食15g含糖食物　→　等待15分钟

低血糖的预防

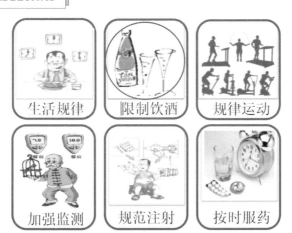

生活规律　　限制饮酒　　规律运动

加强监测　　规范注射　　按时服药

老年患者如出现行为与习惯改变，也要注意是否发生了低血糖。

有些糖友发生无症状低血糖后，可以直接表现为无先兆症状的低血糖昏迷！不及时抢救，会导致生命危险！

快速升糖的 15 克含糖食物

半杯橘子汁

4 片葡萄糖片

1 杯脱脂牛奶（250ml）

3/4 杯苏打水

150ml 可乐

3—5 颗硬糖

2—4 块方糖

4 茶勺白糖

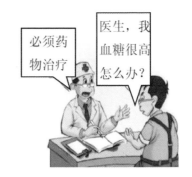

常见 15 克含糖食物举例

4 片苏打饼干

一片面包 (30g）

小碗燕麦粥 (150g)

一个小苹果 (120g)

一个橙子 (165g)

12—15 颗葡萄 (85g)

⊙服用阿卡波糖的患者：出现低血糖时，需服用葡萄糖而非糕点食物。

⊙如离下一顿饭还有 1 个小时以上，就再吃含 15g 碳水化合物和蛋白质的食物，以避免您在下一次进餐前血糖再次下降。

⊙频发低血糖时应及时就医。

妊娠期糖尿病怎么办

何谓妊娠期糖尿病

糖尿病合并妊娠：指在糖尿病诊断之后发生的妊娠。

妊娠期糖尿病（GDM）：在妊娠期间首次发生或发现的糖耐量减低或糖尿病。

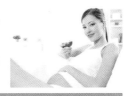

6 个准妈妈中就有 1 个患妊娠期糖尿病

有糖尿病家族史

有妊娠期糖尿病史

年龄 ≥ 35 岁、肥胖、多囊卵巢综合征者

以往有不明原因的自然流产、死胎、胎儿畸形，有巨大儿分娩史及羊水过史

早孕期空腹尿糖阳性者

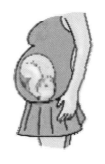

如何筛查及诊断

在孕 24—28 周进行 75 克口服葡萄糖耐量试验（OGTT），以排除妊娠期糖尿病。

妊娠期糖尿病诊断标准

75gOGTT	血糖（mmol/L）
空腹血糖	≥ 5.1
口服糖后 1 小时	≥ 10.0
口服糖后 2 小时	≥ 8.5

注：1 个以上时间点高于上述标准即可确定诊断。

体检！健康管理第一步

进行健康体检是对健康和疾病的风险评估，体检并非是从头到脚、从里到外一劳永逸的，它仅仅是依据当时的身体状况和所做的检查结果做出评估和判断，一般着重筛查一些常见病、慢性病、恶性肿瘤。体检套餐不是越贵越好，适合才是最重要的！

体检套餐怎么选

体检可根据性别、年龄、职业、家族史、慢性病史、生活方式等选择必要和个性化的检查项目。

建议每半年或一年做一次健康体检，对于特殊的检查项目听取医生的建议。如有吸烟习惯的人群，应注意肺功能、肺部CT检查；应酬多的人群，应注意肝脏、血脂、血糖等检查。

已患某种慢性疾病或有家族病史的人员，应主动告知医务人员，增加相关项目的检查。

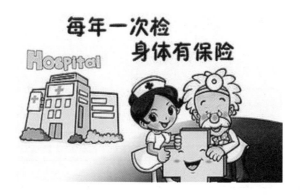

幸福生活的基础是拥有一个健康的身体，体检是健康管理的第一步，一定要去正规有资质的医院体检。做到早预防、早发现、早诊断、早治疗，特别是恶性肿瘤，早发现可大大提高治愈率和生存率。

失眠！睡眠的第一杀手

失眠通常指人们对睡眠时间和（或）质量不满足，并且影响白天社会功能的一种主观体验。约有 1/3 的成人在一生的某个阶段受失眠的影响，干扰正常的睡眠循环，阻碍一夜良好的休息。

睡眠有多重要

1. 人的三分之一时间在睡眠中度过。

2. 人不吃饭可以活 20 天，不喝水可以活 7 天，不睡觉只能活 5 天。

3. 睡眠可以消除疲劳、恢复体力、保护大脑、增强免疫力、延缓衰老等。

所需睡眠时间因人而异，有些成人睡 5 小时就感觉良好，但有的人可能需要每夜长达 10 小时的睡眠，通常：幼儿 20 小时；青少年 10 小时；成人 7—8 小时；老人 5—6 小时。

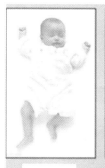 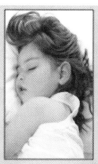 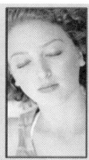 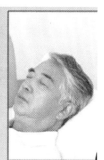

| 20小时 | 10小时 | 7-8小时 | 5-6小时 |

失眠的原因

心理健康问题会导致失眠，包括抑郁、焦虑和创伤后精神障碍等。

失眠的形式

1. 睡眠潜入期长，入睡时间超过 30 分钟。

2. 睡眠维持困难，夜间觉醒次数超过 2 次或凌晨早醒。

3. 睡眠质量差，多恶梦。

4. 总的睡眠时间少于 6 小时。

5. 日间残留效应，次晨感到头昏，精神不振，嗜睡，乏力等。

失眠调适方法

1. 顺其自然，摆正心态。不与失眠对抗，不与环境对抗；放弃前半夜，保证后半夜。

2. 停止打盹。规律锻炼成为生活的一部分，下午晚些时间的锻炼使入睡和睡眠变得更容易，但不要太晚，睡前 2 小时锻炼可使入睡变得更困难。

3. 食疗。避免食用不利睡眠的食品，如茶、咖啡、奶茶、辛辣食物等，可食用有助睡眠的食品，如牛奶、蜂蜜水等。

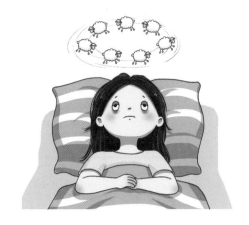

抑郁症就在你我身边

抑郁症带来的伤害

1.明显降低工作质量与效率。

2.导致劳动能力丧失。

3.显著影响生存质量。

4.导致巨大经济损失。

抑郁症核心症状：情绪低落、兴趣丧失、思维迟钝、精力下降、意志行为减少，严重者伴自杀观念和行为。

伴随躯体症状：疲乏无力、疼痛（如头痛、背痛）、睡眠障碍（入睡困难、易醒以及早醒）、食欲减退、胃肠功能紊乱（恶心、便秘、腹泻）、性功能减退等。

当出现上述症状，并且两周以上无法通过自我调节而好转，就要及时就医。

正确治疗很关键

心理治疗：对于不同原因所致的抑郁症所采用的心理治疗方案不同，目前常用的两种心理治疗即认知治疗和人际治疗，这两种治疗方式被发现对抑郁症有良好的疗效。

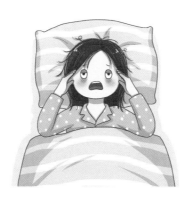

在认知治疗中，医生帮助病人改变导致抑郁的行为和思维方法。在人际治疗中，医生帮助病人改变人际交往中导致抑郁的行为方式。

药物治疗

专家建议患上抑郁症还是以药物治疗为主。抗抑郁药物安全有效，能给抑郁症患者带来以下福音：

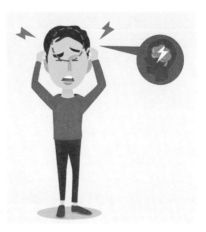

1. 缓解抑郁症状；

2. 改善抑郁相关工作能力损伤；

3. 更早改善躯体化症状；

4. 改善睡眠质量；

5. 改善生存质量；

6. 不影响患者警觉性，保持正常反应能力；

7. 镇静作用较轻，不容易引起嗜睡；

8. 较少引起激跃、焦虑、失眠；

9. 头晕、共济失调等停药反应少；

10. 剂量调整方便。

健康叮嘱

1. 与快乐做伴：学会适应环境，降低精神压力。

2. 张弛有度：避免体力、脑力透支，加强体育锻炼。

3. 及时治疗：如果心理调节不能缓解，建议及时就诊，尽早采取药物等治疗手段。

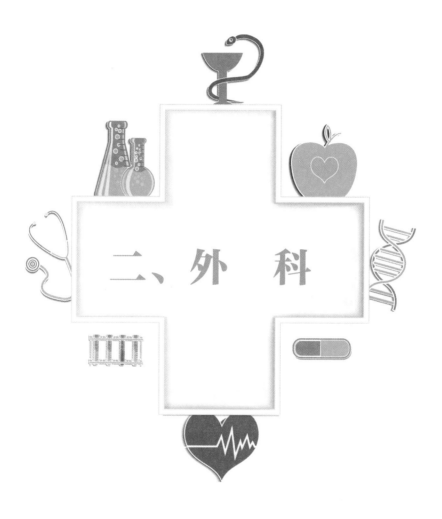

二、外科

比牙疼更要命的"三叉神经痛"

牙疼不是病，疼起来真要命，比牙疼更折磨人的是：三叉神经痛。这两种疼痛虽然都不是什么大病，但是疼痛的指数都特别高，多为剧烈性疼痛，对我们的身体健康有很大的伤害。三叉神经痛大部分为自发性，并无特殊原因，小部分患者为后颅窝脑干病变、颅底肿瘤、多发性硬化症或三叉神经本身病变而引起。

临床表现

1. 三叉神经痛为脸部突发且针刺样、电击样、烧灼样的疼痛。

2. 一次疼痛可持续数秒钟，但每次发作可持续多次疼痛，所以疼痛发作时间不一，可持续数分钟或数小时。

3. 可因脸部肌肉运动或轻触脸部特定位置而引发疼痛，所以患者常面无表情，无法言语、刷牙、洗脸、进食或工作，造成患者工作、生活上的不方便，还带来痛苦。

4. 这种疼痛并不会整天持续，而有明显的无痛时期，在无痛期时患者与常人无异，并无其他明显神经缺损症状发生。

5. 这类患者疼痛局限在颜面患侧，三叉神经分布范围，临床上常见患者起初误以为是牙齿疼痛，而寻找牙科医师诊治，等到拔除多颗牙齿后，疼痛仍无法解除时，才寻求神经外科医师治疗。

三叉神经痛治疗

1. 药物保守治疗。

2. 外科手术治疗。当药物治疗无效或药物治疗副作用太大，无法持续治疗时，可采取三叉神经血管减压术、经皮三叉神经节射频热凝术或球囊压迫术。

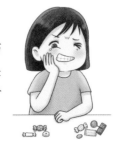

您身体中的"蝴蝶"好吗

甲状腺位于颈部甲状软骨下方，气管两旁，形似蝴蝶。甲状腺是人体重要的腺体，约20—30g，属于内分泌器官，合成分泌甲状腺激素（T3、T4），提高人体的代谢水平，提高神经系统和心血管的兴奋性，促进生长发育等。

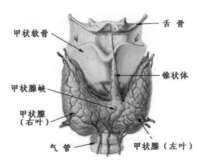

甲状腺疾病并不可怕,常见的有甲状腺功能亢进症(甲亢)、甲状腺功能减退（甲减）、甲状腺结节、甲状腺弥漫性肿大、甲状腺恶性肿瘤。

甲亢临床表现

体重减轻，怕热出汗，低热，心悸，心动过速，失眠，情绪易激动，甚至焦虑，常同时有突眼、眼睑水肿、视力减退等症状。如长期未接受合适治疗，可引起甲亢性心脏病。

甲减临床表现

面色苍白，眼睑和颊部虚肿，表情淡漠，全身皮肤干燥、增厚、粗糙多脱屑，非凹陷性水肿，毛发脱落，手脚掌呈萎黄色，体重增加。如长期未接受合适治疗，可引起黏液性水肿昏迷（甲减危象）。

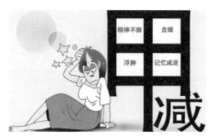

甲状腺结节怎么办

医生会进一步检查：

1. 实验室检查 T3、T4、TSH，初步判断甲状腺功能状况。

2. 甲状腺 B 超，明确结节的部位、数目、大小。

3. 颈部 CT，看结节与气管、食管、喉、颈动脉鞘等毗邻关系。

4. 细针抽吸活组织检查（病理学检查），明确结节的性质。

甲状腺结节的分类

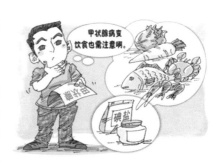

1. 良性结节：需要随诊，每6—12个月随诊一次，必要时药物抑制治疗。

2. 可疑结节：重复超声、细针抽吸活组织检查仍不能确诊，尤其是结节较大、固定者，需手术治疗。

3. 恶性结节：手术治疗，术后随诊。

甲状腺癌是最温柔的癌症

1. 髓样癌：少见，恶性程度中等。

2. 未分化癌：约占 3%，发展迅速，高度恶性，预后很差，平均存活 3—6 个月。

3. 滤泡状癌：约占 9%，发展较快，属中度恶性，预后较乳头状癌差。

4. 乳头状癌：约占成人总数的 88%，而儿童常常都是乳头状癌。该类型分化好，生长缓慢，恶性程度低，预后良好。

血栓栓塞症　无声杀手

病在肢体，危害在肺和脑

　　静脉血栓栓塞为住院患者头号潜在但可预防的死因，分为深静脉血栓和肺栓塞。50%—80% 下肢深静脉血栓的病人没有任何症状，部分有单侧腿肿、疼痛，血栓脱落是肺栓塞的主要原因，会导致严重呼吸循环障碍。

手术后患者静脉血栓栓塞病因

　　1. 做手术本身增加静脉血栓栓塞风险。

　　2. 手术后很多患者卧床时间长，血流缓慢。

　　3. 之前有过静脉血栓栓塞者，再发风险高。

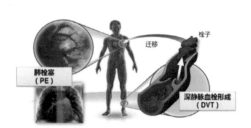

　　4. 其他静脉血栓栓塞危险因素：肥胖、肿瘤、家族史、抽烟、妊娠、产后或慢性疾病。

静脉血栓栓塞症状

　　1. 深静脉血栓症状包括（一侧下肢）肿胀、压痛和 / 或皮温升高。

　　2. 肺栓塞症状包括呼吸困难和胸痛。

　　3. 静脉血栓栓塞亦可无症状。

有胆有"石"

随着现代人生活水平的提高，饮食习惯的改变，胆囊结石的发病率在逐年上升。据统计，我国胆囊结石近年的发病率有7%—10%。

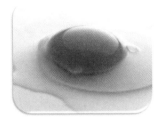

胆囊的解剖位置：位于右方肋骨下肝脏后方的梨形囊袋构造。胆囊分底、体、颈、管四部。胆囊长5—8cm，宽3—5cm，容积40—60ml。

如何预防胆结石发生

1.定时进餐。按时早餐，一日三餐是预防结石的最好办法。进食后，胆囊在食物的刺激下收缩，胆囊收缩后，会把储存在胆囊内的胆汁排入肠内。禁食时胆囊中充满胆汁，胆囊黏膜吸收水分使胆汁变浓，黏稠度增加，终成胆泥。应避免不合理的快速减肥。

2.合理饮食。避免高蛋白、高脂肪、高热量的饮食习惯，忌烟酒、咖啡、浓茶、肥肉、动物内脏、蛋黄等，多食纤维素丰富的食物。

3.适当锻炼。运动能降低胆固醇及疏通胆道，要避免终日静坐少动。

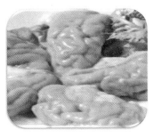
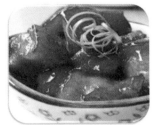

造瘘口　你了解吗

　　造瘘口是为了挽救生命而暂时或永久性地将小肠或结肠提至腹壁作为肠内容物出口的技术，它呈红色，湿润，富有光泽，就像一朵娇嫩的玫瑰，需要细心的呵护。

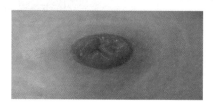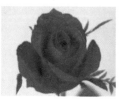

造瘘口分类

结肠造瘘口

　　这是最常见的，一般为圆形或椭圆形，大约突出腹部皮肤表面 0.5—1cm。结肠造瘘口一般开口于腹部的左侧。排泄物与正常相似。

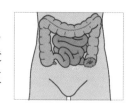

回肠造瘘口

　　通常是因为大肠被切除或小肠的末端有病变，将回肠末端开口于腹壁，回肠造瘘口一般位于右下腹，突出皮肤表面 2—3cm。排泄物为流质状。

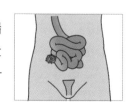

临时性造瘘口

　　常见横结肠袢式造瘘口与回肠袢式造瘘口，造口直径一般较大，非正圆形。排泄物多流质状、持续排放，无规律，通常用餐后排泄量大。一般 3—6 个月后进行手术回纳。

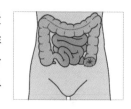

造瘘口周围皮肤常见并发症

过敏性皮炎：局部红、肿、小水疱、烧灼感、瘙痒等，发红大小和底盘大小接近。

处理：

1. 确认是对产品过敏者，及时更换另一系列产品。

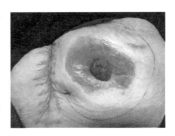

2. 皮肤瘙痒痛或湿疹时，可在病变部位使用皮肤保护粉，停留15–20分钟，在贴底盘前除去多余粉剂。

3. 严重者皮肤科医生就诊，如予药膏治疗，涂上药物10分钟后用清水洗净周围皮肤，再粘贴造口袋。

4. 不使用含有酒精成分的清洗液，避免刺激皮肤。

5. 如对所有产品过敏，如果适合结肠造瘘口灌洗者，可采用灌洗。

刺激性皮炎：由排泄物持续刺激皮肤引起的表皮脱落，表现为造瘘口旁皮肤发红、破溃、渗液、疼痛、渗漏等。

处理：

1. 分析可能的诱因，并去除。

2. 选择合适的凸面底盘、护肤粉、皮肤保护膜等，避免刺激性用品。

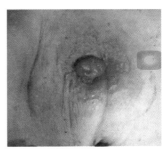

3. 调节饮食，改变粪便形状。

4. 正确掌握换袋技术，根据造瘘口类型、底胶成分、底胶溶解情况，调整换袋频率。更换时体位保持10–15分钟，局部暴露照射加温。

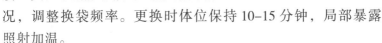

5. 严重者及时医院就诊。

拥有造瘘口者并不影响日常生活

造瘘口是为了挽救生命而暂时或永久性地将小肠或结肠提至腹壁作为肠内容物出口的技术，造瘘口并非一种疾病，不影响日常生活。

工作学习

造瘘口不会影响手术前的职业，身体恢复后，可以继续工作学习，但要避免举重物，以防造瘘口旁疝的发生。

运动

依然要维持适当的运动，但要避免对造瘘口有损伤的接触性、重撞击之类的运动，如足球、篮球等，以及增加腹压的运动，如举重等。

洗澡或游泳

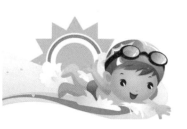

淋浴时可以佩戴或取下造瘘口护理用品，中性肥皂或浴液不会刺激造瘘口，也不会流入造瘘口，淋浴后要更换一个新造口袋。

可佩戴造瘘口护理用品游泳，游泳前要注意清空造瘘口袋并少吃东西；游泳后更换一个新造瘘口袋。

穿着

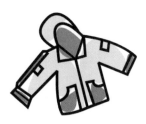

衣服以柔软、舒适、宽松为原则，无须定制特别的服饰，腰带松紧要适度，以免压迫造瘘口。

手术后能吃"发物"吗

何谓"发物"？传统医学典籍上没有明确说明，而民间所谓"发物"多是指具有刺激性或蛋白质和脂肪含量较高的食物，如辣椒或一些易引起过敏的蛋、奶、红肉和海鲜等食物。

手术后，影响伤口愈合的因素很多，吃什么并非主要因素，真正影响伤口愈合的因素是：

1. 年龄：年龄越大，伤口愈合越慢。

2. 高血糖：主要指糖尿病患者，同时伴有血管病变，会影响伤口愈合。

3. 营养差：蛋白质、维生素、微量元素缺乏，不能为组织再生提供所需营养。

4. 局部感染：伤口感染时，渗出物多，会使正在愈合的伤口或已缝合的伤口裂开。

5. 局部循环差：血液循环一方面保证组织再生所需的氧和营养；另一方面吸收坏死物质，控制局部感染。

6. 吸烟：吸烟者血中一氧化碳和血红蛋白的结合，降低了对氧的运输能力，尼古丁会使周围血管收缩，影响伤口愈合。

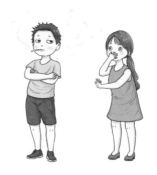

7. 心理因素：情绪会影响神经内分泌及免疫系统，使伤口愈合变慢。

想要伤口好得快，盲目忌口是不行的，"发物"里的鱼虾都是高蛋白。建议术后食物摄入应多样化、新鲜优质，烹饪多采用炖、煮、蒸，避免只喝汤不吃渣，也不能只吃肉不吃水果和蔬菜。

骨科特色诊疗项目

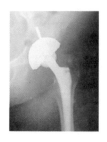

　　人工全髋置换术：股骨颈骨折、类风湿、骨关节炎等各种原因导致的髋关节破坏，均需要进行髋关节置换。杭州市第一人民医院骨科从最初自制关节，到现在引进当今世界最先进的人工关节，开展该手术近半个世纪，疗效确切，技术成熟。

　　人工全膝置换术：很多老年人膝关节都有退行性病变，疼痛难忍，行走困难。因为害怕手术，要么忍着，要么吃药贴膏药，生活质量大受影响。其实，膝关节置换手术创伤并不大，效果也非常好。

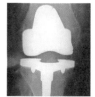

　　颈椎病的手术治疗：杭州市第一人民医院每年开展数十例，从未发生严重的并发症，绝大多数病人对疗效都很满意。手术方法包括前、后路减压固定手术。

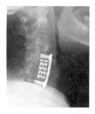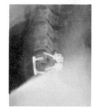

　　颈椎病和腰椎间盘突出的微创治疗：等离子消融髓核成形术，利用等离子的低温消融功能，采用经皮穿刺方法，对髓核进行消融减容，即刻解除椎间盘内增高的压力，缓解直至解除病人的压迫症状，且等

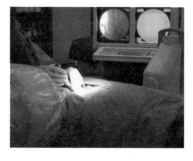

离子低温作用明显改善椎间盘退变引起的内部化学环境，诱导修复因子的合成，有利于局部修复。该技术无出血、无刀疤，有效率可达 80% 以上。

腰椎管狭窄症的微创治疗：传统的治疗方法是全椎板减压、钉棒固定＋椎间融合，手术创伤大，卧床时间长，并发症多。

杭州市第一人民医院骨科在浙江省率先开展有限减压、棘突间非融合固定技术治疗腰椎管狭窄症，疗效非常好。卧床 3 天就可以下床行走，不需要输血，康复快，病人很满意。

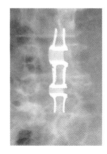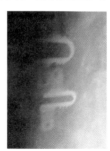

复杂腰椎疾病的动力固定：有些腰椎疾病涉及多个节段，治疗极为棘手。杭州市第一人民医院骨科在浙江省最先开展有限减压联合弹力棒内固定技术治疗复杂腰椎疾病，获得非常好的疗效。

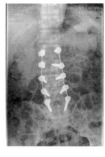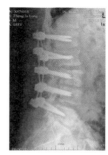

关节镜手术：属微创手术，可治疗膝关节叉韧带损伤、半月板切除或修补等。杭州市第一人民医院骨科在 20 世纪 80 年代末就开展了关节镜下手术，尤其是肩关节镜技术水平为省内领先，包括肩峰成形、肩袖修补以及肩周炎的镜下松解。

伽玛钉治疗股骨粗隆间骨折：股骨粗隆间骨折是老年人最常见的骨折之一。伽玛钉治疗股骨粗隆间骨折，手术损伤小，固定牢靠，骨不连及髋内翻发生率低。

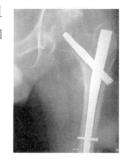

骨质疏松　静悄悄的疾病

据统计资料，我国 60 岁以上骨质疏松的发病率为男性 14.6 ％，女性 61.8 ％。

老年人为什么容易发生骨质疏松

树木老了，树干就会变空，容易折断，岩石经过长时间岁月的侵蚀会风化，变得脆弱。人的骨骼遵循同样的规律。

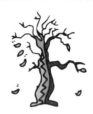

人的骨骼为什么会越来越疏松

骨骼大厦：

1. 主要材料：钙、有机物质。

2. 工人：成骨细胞，破骨细胞。

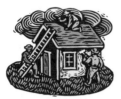 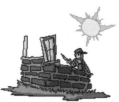 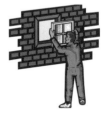

成骨细胞在建设　　破骨细胞在破坏　　拆了东墙补西墙

如果成骨细胞的建设作用强于破骨细胞的破坏作用，骨量就会增加，骨骼就会变得坚固。反之，骨量减少，骨骼变得疏松。

什么是骨质疏松症

以骨量减少和骨组织微结构退变为特征的全身性骨病，骨的脆性增加，容易发生骨折。

骨质疏松症最常见的症状

1.疼痛：腰背、髋部、下肢关节、全身其他部位疼痛。

2.骨折：髋部、腕部、椎体骨折，身长缩短，驼背，脊柱后侧凸，鸡胸等体征。

哪些人易患骨质疏松症

1.年龄：50岁以上。

2.性别：女性比男性患病率高3—5倍，尤其是绝经后妇女或行卵巢切除术的妇女。

3.其他：缺乏适当的活动和日晒者；烟酒过量或咖啡因过量者；有慢性肝病、肾病及甲亢者；长期服用类固醇激素及抗癫痫药者；食物结构不合理、偏食者。

如何预防骨质疏松

1.坚持运动：适度的负重运动能增加骨量，改善骨的质量；如果运动量减少，则骨质迅速流失；长期卧床的老人尽管补充了许多钙或维生素D，但他们的骨质疏松症照样发展。

2.饮食：饮食清淡，钠会促进钙从尿中排出；不吸烟，烟会促进骨的破坏，抑制骨的形成；不过量饮酒，尤其是啤酒，酒精可能影响成骨细胞的作用；不饮用大量咖啡或茶，当钙摄入不足的时候，咖啡会促进骨的破坏。

3.钙补充的三个环节：口服钙剂；钙经肠吸收入血；钙吸收入骨，使骨量增加。

"蛋蛋"的忧伤——急性附睾炎

急性附睾炎常为血源性感染或经淋巴途径感染而成，可以与多种急性传染病伴发。如患流行性腮腺炎时，病毒可随小便排出而引起急性附睾炎。常见的急性附睾炎有非特异性和腮腺炎性两种。任何化脓性败血症均可并发急性化脓性附睾炎，甚至引起睾丸脓肿。急性附睾炎致病菌多为大肠杆菌、链球菌、葡萄球菌及绿脓杆菌。其实，急性化脓性附睾炎最为常见的原因是附睾炎蔓延引发的感染，因此实际上应该是附睾丸炎。患者常出现睾丸疼痛，并向腹股沟放射，有明显的下坠感觉，并伴有高热、恶心、呕吐、白细胞计数升高等，同时睾丸肿大，疼痛非常明显，阴囊皮肤红肿。发现这种情况，需要及时到医院诊治。腮腺炎性附睾炎为病毒感染引起。由于我国实施了计划免疫，在婴儿时期注射"麻疹""风疹""腮腺炎"疫苗，本病的发病率近年来有明显减少的趋势。该病在青春期前较少见，睾丸炎常于腮腺炎出现 4—6 天后发生，但也可无腮腺炎症状。约 70% 为单侧，50% 受累的睾丸发生萎缩。

临床表现

1. 局部表现：患侧阴囊坠胀不适、疼痛明显，可放射至同侧腹股沟区及下腹部，影响活动。

2. 全身表现：常伴有畏寒、高热及胃肠道症状，如恶心呕吐。

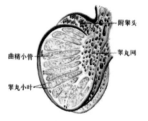

3. 检查可发现：患侧阴囊有红斑或 / 和水肿，可触及附睾肿大，有明显压痛，以后可出现附睾变硬，输精管增粗，如累及睾丸，触诊睾丸也有压痛，附睾、睾丸二者界限不清。如有化脓，可触及波动感。

4. 儿童发生病毒性睾丸炎，有时可见到腮腺肿大与疼痛现象。

急性附睾炎的危害

1. 诱发其他疾病：睾丸炎易诱发各种严重疾病，如精索静脉曲张、静索炎、前列腺炎、内分泌疾病、肾炎等肾脏疾病、泌尿系感染性疾病、恶性肿瘤等，严重威胁生命。

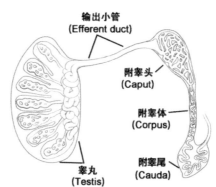

2. 性功能障碍：睾丸炎可导致男性性功能下降，甚至完全丧失性功能，给夫妻生活带来困难。

3. 男性不育：睾丸炎还可导致死精、无精，丧失生育能力，并且将炎性病菌传染给配偶，造成妇科疾病，给妻子健康带来伤害。

4. 转为慢性附睾睾丸炎。

5. 睾丸疾病久治不愈造成精损肾亏、元气耗损、肢体寒冷、腰酸背疼、提早衰老。

急性附睾炎治疗

1. 一般治疗：急性期应卧床休息（3—4 天），托起阴囊，早期可用冰袋冷敷，避免性生活。后期可热敷或热水坐浴。

2. 药物治疗：消炎、止痛、糖皮质激素。

3. 中药治疗。

4. 手术治疗。对于久治不愈、反复发作的慢性附睾炎可选择附睾切除术。

急性细菌性膀胱炎

急性细菌性膀胱炎是一种常见的尿路感染性疾病，因细菌感染而引起，约占尿路感染总数的 50%—70%，通常见于女性。致病菌多数为大肠埃希菌。

临床表现

1.膀胱刺激征：发病突然，有尿频、尿急、尿痛。严重者数分钟排尿一次，不分昼夜。

2.疼痛：排尿时有尿道烧灼感，排尿终末有下腹部疼痛。有时放射至腰背部。

3.尿失禁：急迫性尿失禁。

4.尿液性状：尿液混浊，有时出现肉眼血尿，甚至有血块排出。

5.全身症状：发热，一般不超过 38℃。

急性细菌性膀胱炎危害

1.排尿异常。

2.继发感染。

3.工作效率低。

4.影响性生活质量。

5.转为慢性细菌性膀胱炎。

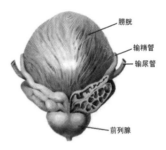

膀胱
输精管
输尿管
前列腺

防治对策

1.有急性细菌性膀胱炎症状时，要及时去医院就诊。

2.多饮水，日饮水 2 升多以增加排尿。注意个人卫生，穿棉质内裤，保持会阴部清洁干燥。

3.性交前后要排尿，急性期禁止性生活。

4.按时服药，定期随访。

压力性尿失禁

压力性尿失禁是指喷嚏、咳嗽、大笑或运动等腹压增高时出现不自主的尿液自尿道外口漏出。女性多见，特别是中老年妇女，约占25%，它的发生与年龄、生育、肥胖、盆腔器官脱垂、子宫切除术、吸烟、高强度活动等有关。

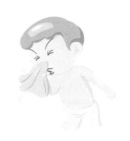

临床表现

轻度压力性尿失禁表现为一般活动及夜间无尿失禁，腹压增加时偶发尿失禁，不需佩戴尿垫；中度表现为腹压增加及起立活动时，有频繁的尿失禁，需要佩戴尿垫生活；重度表现为起立活动或卧位体位变化时即有尿失禁。

危害

经常漏尿会引起湿疹、褥疮、皮肤感染及泌尿系统炎症，且尿失禁易引起患者焦虑、尴尬和沮丧等不良情绪，严重者影响生活质量。由于臭味引起的不安、丧失信心，还会影响与朋友、家人的正常社交活动，甚至影响性生活。

常见治疗方法

有非手术治疗和手术治疗。非手术治疗主要针对轻中度患者，包括盆底肌肉、膀胱训练、药物治疗等。手术治疗针对中重度患者，包括阴道前壁修补术、耻骨后膀胱尿道悬吊术、TVT-O吊带术等。

预防

主要是避免肥胖、便秘、咳嗽、增加腹压的疾病；女性应避免重体力劳动；提倡新法接生，及时修补产道裂伤。

膀胱过度活动症　难言的困扰

　　膀胱过度活动症是以尿急为主要症状的下尿路症候群，常伴有尿频和夜尿增多，可伴或不伴有急迫性尿失禁。近来文献报道有关普通人群中膀胱过度活动症的发生率为2.4%—18.6%，目前其已成为困扰人们的一大疾病。

膀胱过度活动症表现

　　1. 尿急：是一种突发、强烈的排尿欲望，且很难被自我抑制而延迟排尿。

　　2. 尿频：成人排尿次数每日白天不少于8次，晚上不少于1次，每次尿量低于200ml时考虑为尿频。

　　3. 夜尿增多：从入睡后到次日起床每夜2次以上的排尿。

　　4. 急迫性尿失禁：与尿急相伴随或尿急后立即出现的漏尿。

膀胱过度活动症危害

　　一旦患有膀胱过度活动症，不单对心理及生理两方面造成极大的困扰，对生活上也带来诸多的不便。

　　1. 工作效率降低。

　　2. 社交活动减少。

　　3. 患焦虑、抑郁、自卑的几率增加。

　　4. 影响睡眠质量。

　　5. 容易引发跌倒和骨折。

　　6. 性生活质量下降。

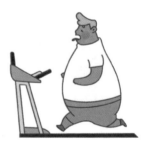

防治对策

　　1. 控制体重，肥胖者可以适当减轻体重。

　　2. 树立治疗疾病的信心，正确面对疾病，积极配合治疗。

　　3. 改变不良生活习惯，如戒烟、戒酒。

　　4. 按时服药，定期随访。

男人难言之隐——前列腺炎

前列腺炎可发生于各年龄段的成年男性，是前列腺受到微生物等病原体感染或某些非感染性因素刺激而发生的炎症反应。

临床表现

1. 急性前列腺炎：寒战发热、会阴部及下腹部疼痛、尿频尿急尿痛等排尿困难等。

2. 慢性前列腺炎：前列腺区域不适或疼痛。

前列腺炎危害

1. 前列腺炎影响性功能，导致阳萎、早泄。

2. 前列腺炎导致内分泌失调：引起精神异常，影响工作和生活。

3. 前列腺炎患者易患肿瘤。

4. 前列腺炎引起的感染可导致急性尿潴留、急性精囊炎或附睾炎、输精管炎、精索淋巴结肿大或触痛等，严重时可发生腹股沟痛或肾绞痛。

防治对策

1. 出现前列腺炎症状，一定要到正规医院专科诊治。

2. 养成良好的个人卫生习惯，适当锻炼，保持心情舒畅。避免刺激辛辣饮食，戒烟限酒。

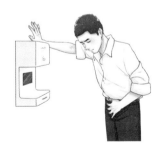

3. 避免久坐，适当活动，改善前列腺的血液循环。

4. 有规律的性生活，避免前列腺长时间充血和分泌增加。

精索静脉曲张　你有吗

精索静脉曲张是男性常见的泌尿生殖系统疾病，也是导致男性不育的主要原因。多见于青壮年，发病率占正常男性人群的10%—15%，在男性不育症中占19%—41%。精索静脉曲张是包绕精索的精索静脉和蔓状静脉丛的扩张而引起的血管性精子发生障碍。以左侧发病为多，亦可双侧发病或单发于右侧。

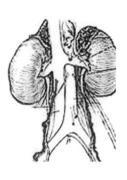

临床表现

患者常由于缺乏自觉症状而得不到及时诊治，最终导致部分患者生精能力受损。少数患者可有立位时阴囊肿胀，局部坠胀疼痛感，可向下腹部、腹股沟区或后腰部放射，劳累或久站后症状加重，平卧休息后症状减轻或消失。

精索静脉曲张危害

1.影响睾丸功能：如果发病后不及早治疗，会引起炎症的发生，严重的情况还会影响睾丸正常的功能，甚至导致萎缩的现象。

2.精索静脉曲张：男性的阴囊或睾丸会出现坠胀和牵拉痛，同时神经也会受到影响，如出现身体乏力、情绪异常、失眠多梦等神经衰弱现象。

防治对策

1.原发性精索静脉曲张伴有不育或精液异常者不论症状轻重均为治疗指征，有症状要及时就诊。

2.注意生活有规律，保持心情舒畅，避免过度劳累。戒烟、酒，避免辛辣刺激性食物，多饮水，多吃新鲜蔬菜和水果。

前列腺增生

前列腺增生是中老年男性常见疾病之一，随着年龄的递增，前列腺腺体细胞肥大，体积增大的前列腺压迫尿道从而引起一系列的排尿梗阻症状。

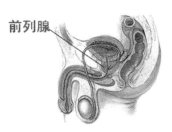

前列腺

临床表现

1. 早期症状：尿频，夜尿增多。

2. 尿急、尿失禁。

3. 排尿费力，尿后滴沥，排尿困难。

4. 尿不干净、残余尿增多。

前列腺增生危害

1. 增生压迫尿道前列腺部，进而产生排尿困难、排尿频繁、尿失禁及尿潴留，进一步会影响肾功能。

2. 容易合并泌尿系感染、膀胱功能受损，进一步加重前列腺增生。

3. 由于尿频尿急，排尿困难，影响休息和生活，导致生活质量下降。

前列腺增生治疗

1. 前列腺增生如果没有排尿梗阻状，一般不需要治疗，药物并无防止前列腺增生的作用。有排尿困难症状时要及时就医。

2. 高龄前列腺增生者可能形成前列腺癌，因而应定期检查，可做肛指检查和 B 超检查，以早期诊断。

3. 药物可能暂时缓解症状，残余尿量超过 50ml，严重尿频、尿急、排尿困难、反复尿潴留发作者可考虑手术，行前列腺增生切除术。

尿路结石 钻心的疼

尿路结石可分为上尿路结石和下尿路结石，前者包括肾结石和输尿管结石，后者包括膀胱结石和尿道结石。但以肾与输尿管结石为常见。

临床表现

1. 疼痛：结石活动或引起输尿管完全梗阻时可发生肾绞痛，表现为突发疼痛，剧烈难忍，辗转不安，大汗，伴有恶心呕吐，多在深夜至凌晨发作，持续数分钟至数小时不等。

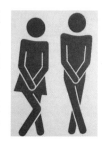

2. 出血：通常为镜下血尿，少数可见肉眼血尿。有时活动后出现镜下血尿是上尿路结石的唯一临床表现。

3. 恶心、呕吐：由于输尿管和肠有共同的神经支配，尿路结石可导致恶心、呕吐，常与肾绞痛伴发。

4. 膀胱刺激症状：结石伴有感染或输尿管膀胱壁段结石，可有尿频、尿急、尿痛。

5. 并发症：急性肾盂肾炎、肾积脓、肾积水、尿毒症等。

尿路结石危害

1. 直接损害：小的结石可以在尿路内自由活动，容易引起出血、肾绞痛。大的结石虽然疼痛并不厉害，但可长期压迫尿路黏膜，使黏膜充血、水肿、组织溃疡、出血。严重的还可能引起癌变。

2. 尿路梗阻：尿路结石会造成尿流梗阻导致肾积水及输尿管扩张，损害肾组织及其功能。可引起双侧输尿管扩张、肾脏积水，损害肾功能。

3. 尿路感染：尿路结石还会直接对尿路上皮的直接损害多伴有感染，感染严重者可导致肾盂肾炎、肾积脓及肾周围炎。

防治对策

1.大量饮水：推荐每天液体摄入量为2.0—2.5L。

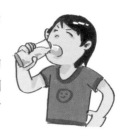

2.注意饮食：结石的生成与饮食结构有一定的关系。根据尿石成分的不同，调整膳食结构能够预防结石复发。譬如：有草酸钙结石者应该少吃富含草酸的菠菜、李子、欧芹、芦笋、草莓、巧克力等；有磷酸钙结石者应该限制进食可乐、肉、蛋、味精；有尿酸结石者应该少吃富含嘌呤的内脏、海鲜、肉汤、菌菇、豆类及豆浆豆腐等；有磷酸铵镁结石者主要是多饮水，防止尿感；胱氨酸结石复发率高，应严格限制肉、蛋、花生、豆类等的摄入，应以大米为主食，多食果蔬。

3.根据医嘱进行药物预防：改变结石生成的环境。

4.结石高发人群要定期筛查。

●冰糖桃仁散

组成：冰糖120g，核桃仁（油炸）120g。

用法：核桃仁研成细粉，冰糖捣碎为细末，每次各取30g，用温开水送服，日服4次。

作用：益肾化石；适用于肾结石之轻症，肾气亏虚，经常腰酸微痛者。

●米酒炒田螺

组成：田螺500g，米酒150g。

用法：田螺用水养3天，吐尽泥水，用刀剪碎螺蛳尾部，炒锅烧红，下油烧沸，入螺蛳，加葱、姜、米酒、精盐爆炒至熟，出锅时再加味精，拌匀，用以佐餐。

作用：清热利尿；适用于尿道结石，小便不利，涩痛。

肾上腺囊肿

肾上腺囊肿的大小可从数毫米到 20 厘米以上，多为单侧，双侧性囊肿占 8%—10%。大多数临床无症状，为意外发现，少数较大的肾上腺囊肿可产生压迫症状。肾上腺囊肿较大时，可因压迫周围脏器出现腰腹部胀痛及胃肠道不适等非特异性症状，少数患者可因囊肿破裂出血引起急腹症，手术探查时才被发现。

临床表现

肾上腺囊肿的临床症状取决于囊肿的大小。小的囊肿可无任何症状和体征。较大的肾上腺囊肿压迫周围器官或引起移位，从而出现上腹部不确定的疼痛，以及恶心、呕吐、上腹闷胀，上腹部可能触及表面光滑的圆形肿块等。

肾上腺囊肿治疗

肾上腺囊肿大多为良性，极少具有内分泌功能，其处理方法主要依据患者的症状、囊肿的大小以及病理改变而定。

1. 对于 < 3cm，无临床症状，无内分泌功能的囊肿可不予治疗。

2. 对于有肿块压迫症状，囊肿直径 > 5cm 者或包虫囊肿、瘤性囊肿，需及早手术治疗。

3. 对于无症状，直径 < 4cm 的单纯性囊肿，可临床继续观察，如增大或出现症状再行手术。

膀胱肿瘤

膀胱肿瘤是泌尿系最为常见的肿瘤，可发生于膀胱的各层组织。按组织发生学分为上皮性和非上皮性两大类，其中95%以上为上皮性肿瘤，包括乳头状瘤、移行细胞癌、鳞状细胞癌及腺癌，其中移行细胞癌占90%以上。发病年龄多在40—60岁。

临床表现

1. 血尿：85%以上的病员有典型的间歇性、无痛性肉眼血尿，多为全程血尿，偶发有血块，少数病员为初始血尿。有的为镜下血尿。

2. 膀胱刺激征：如肿瘤发生坏死、感染，或肿瘤发生在膀胱三角区及颈部附近，则排尿刺激症状可较早出现。另外，也提示肿瘤为多灶性原位癌或浸润性膀胱癌的可能。

3. 异常排尿：膀胱肿瘤过大或肿瘤发生在膀胱颈部或出血成血块，可发生排尿困难、排尿中断甚至尿潴留。肿瘤坏死脱落，尿中可发现"腐肉"样物排出。

4. 疼痛：晚期肿瘤侵犯膀胱周围组织或有盆腔淋巴结转移者，则有膀胱区疼痛。

防治对策

1. 养成良好的生活习惯，排除与膀胱癌有关的生活因素，戒烟酒，少食糖精、咖啡及高脂、高胆固醇食物等。

2. 要多饮水，同时保持大便通畅，排便时勿过度用力，多食水果、蔬菜等。

3. 发现异常排尿一定要到正规医院专科门诊及时就医。

手术门关上，您正在经历什么

● 等待

在一个公共区域，患者坐在凳子上或躺在转运床上等待手术护士接入手术间。

● 麻醉监测

进入手术间后，医生会为患者连接上各种可以监测生命体征的仪器，这是为了保证患者的术中安全。

● 麻醉监测

就是让患者睡着，睡着的方式有静脉注射药物、气体吸入麻醉或者同时用这两种方式。

● 麻醉插管

应用麻醉药物后，病人没有自主呼吸能力，需要机械辅助。

● 手术进行

终于可以开始手术啦！

不用担心；

一定是麻醉后手术才开始；

手术结束后停止麻醉；

所以手术中患者是不会感到疼痛的；

也不知道周围发生的一切。

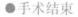

● 手术结束

手术完成后，主刀大夫离开了；麻醉回复是准备了专门的时间和空间让病人慢慢苏醒，由另外两位麻醉医生及若干麻醉护士负责，继续机械通气，当麻醉药物渐渐消失，患者自己可以呼吸并通过测评，医生就会拔出气管导管。

● 吸氧监护

拔出气管导管后的复苏时间是很危险的！

● 送回病房

当患者神志清楚，各方面恢复的都很好就可以送回病房了。

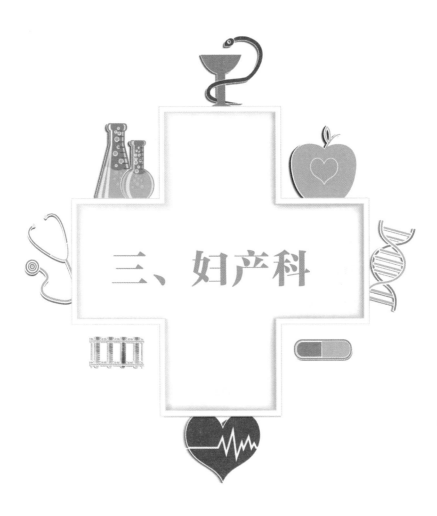

三、妇产科

产前筛查一定有效吗

由于当今科学技术的局限性和孕妇的个体差异，产前筛查技术只能筛查出 60%—70% 的唐氏综合征等患儿。产前筛查的结果是一个风险度，而非平常其他检查是否正常的结果。所以，低风险筛查结果并不能完全排除缺陷儿；得到高风险的结果也不必紧张，它并不意味着胎儿一定有遗传病或者出生缺陷，需要通过进一步检查来证实。一个高风险的筛查结果可能为：①开放性神经管缺陷；②染色体异常；③双胎、妊娠周数与实际胎儿大小不符或孕妇的个体差异等正常情况。

但是胎儿和孕妇的很多病症在产前检查中就能检测出来进行及时治疗，也能通过产前检查对胎儿的健康状态进行观察，而此其间提供正确的检查手段和医学建议是降低孕产妇死亡率和围产儿死亡率的关键。所以孕妇进行产前检查还是很有必要的。

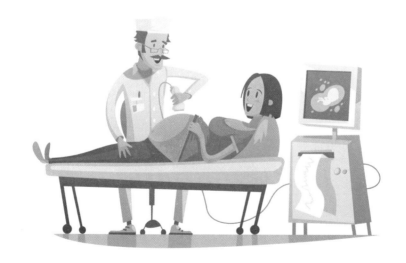

为什么要进行产前筛查及羊水穿刺检查

产前筛查通常检查哪几种缺陷

- 唐氏综合征（又称 21-三体综合征）
- 18-三体综合征
- 开放性神经管缺陷

何谓染色体

构成人体的各种组织与器官是由数以万计的细胞所组成的，在细胞核中有一种杆状小体就叫染色体，每条染色体含有一串基因，即遗传基因，它决定了每个人的特征，如肤色、身高、血型以及各种可由遗传得来的疾病。每个人都有 46 条染色体，一半来自父亲，一半来自母亲。

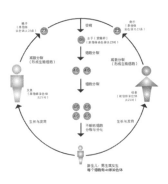

生命周期图解

如果在胚胎发育时神经管不能闭合，就会产生神经管畸形（无脑儿、脊柱裂），导致死胎或出生后夭折，即使成活，通常也有精神和身体上的缺陷。神经管畸形在我国发生率为 2.3%—2.5%，每年发生神经管畸形的人数至少有 8—10 万，位居世界之首。

母亲叶酸缺乏会导致胎儿神经管畸形发生。叶酸是维生素家族中的成员之一，对红细胞分裂、生长，核酸的合成具有重要的作用，同时还参与蛋白质及其他重要物质的转化、合成，是人体的必需物质。饮食、环境、有些物理和化学的因素等也会导致胎儿神经管畸形的发生。

唐氏综合征（即在第 21 对染色体位置上多了一条），是一种最常见的染色体病，发病率几乎占所有染色体异常疾病的一半以上，是精子或卵子在减数分裂时染色体分配不均所致。我国发病率在新生儿中约占 1/750，每年约有 26,600 个唐氏综合征患儿出生。

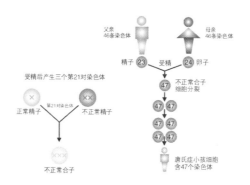

卵子形成时染色体分布错误导致三个第 21 对染色体

唐氏综合征患儿的发生与哪些因素有关

孕妇年龄越大，尤其是在 35 岁以上，胎儿患病的概率就越大；父亲年龄超过 39 岁，出生患儿的风险也会增高；有相应家族史者出生患儿的风险也加大；空气污染、水中含氟量、饮酒、社会经济状况等也与其有一定的关联。

唐氏综合征患儿的症状

智力发育不全是本综合征最突出、最严重的表现。患儿智能发育缓慢，1 周岁后方能坐起，3 岁左右才开始走路，性格偏柔而慢，很少有攻击性，不太识数，但有时也有一定的记忆力，善于模仿别人。智力较好的患儿可学会阅读或做简单手工劳动；较差者语言和生活自理都有困难。智商通常在 25—50 之间（正常人为 100 左右）。随着年龄增长，其智商会与同龄正常人的差距愈来愈大。

当母亲血液检查和B超检查显示胎儿有患唐氏综合征的可能时,必须通过羊水细胞染色体核型分析做出最后的明确诊断。这是目前最常用的确诊胎儿是否有染色体病（如唐氏综合征）的检查方法。

该检查一般在妊娠第18—24周时进行，在B超的指导下用细针经由孕妇的腹部、子宫、羊膜而进入羊膜腔抽取羊水。羊水是环绕在胎儿周围的液体，里面含有胎儿皮肤、呼吸道、消化道、泌尿道等部位脱落的细胞，医生将抽取羊水的脱落细胞进行分离、培养，然后再做染色体核型分析，一般3—4周可得出结果。

羊膜腔穿刺的风险

1. 流产的发生率为0.5%—1%。

2. 大约有不到1%的羊水标本由于细胞生长不良，不能得出结论。此种情况需要再次通过羊膜腔穿刺，抽取羊水进行检查。

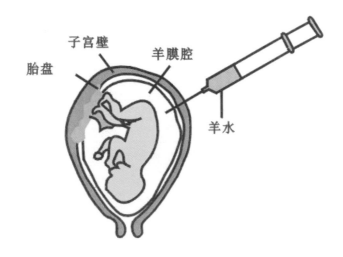

胎盘　子宫壁　羊膜腔　羊水

孕期要做几次超声检查

胎儿在宫内的发育是个连续过程，不同孕期超声检查有不同的目的。根据产前超声检查规范，无特殊情况下一般整个孕期进行 4—6 次超声检查。

1. 孕早期（孕 6—8 周）：确定是否宫内孕，孕囊数目，排除妊娠相关疾病，如葡萄胎等，是否合并如子宫畸形等妇科疾病，早孕期还可以判断双卵双胎还是单卵双胎。

2. 孕中前期（孕 11—14 周）：作为高危孕妇早期筛查的一部分，重点观察胎儿颈项透明层 (NT)、鼻骨等，同时为唐氏筛查等确定孕周。

3. 孕中期（孕 20—24 周）：此期胎儿各器官基本发育成熟，羊水量适中，是产前诊断胎儿是否畸形的最佳时机。

4. 孕晚期（孕 32 周—出生前）：重点评估胎位、胎儿生长发育、胎盘、羊水、脐带血流、有无脐带绕颈等，也可能检出部分胎儿迟发性异常。

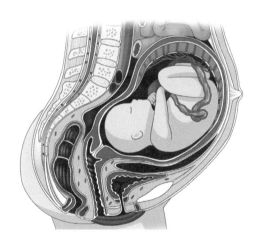

超声检查可以发现
所有胎儿异常吗

迄今为止，超声仍是观察胎儿畸形的主要方法。胎儿畸形种类繁多，有相当部分的畸形，超声难以检测或不能识别，尤其是对一些无明显形态学改变的出生缺陷，超声诊断仍较为困难。因此，超声不能替代或作为唯一的产前诊断技术。

1. 产前超声检查难以发现的畸形：单纯腭裂、指趾异常（多指趾、并指趾、缺指趾等）、耳异常（形态或耳位异常、缺耳等）、消化道畸形（肛门闭锁、消化道狭窄等）、先天性心脏病（小的室间隔缺损、冠状动脉异常、肺静脉异位引流等）。

2. 超声不能诊断的疾病：卵圆孔未闭、房间隔缺损Ⅱ型、动脉导管未闭、功能障碍（如智力障碍、听力障碍、视力障碍）、脑瘫、代谢性疾病、遗传性疾病等。

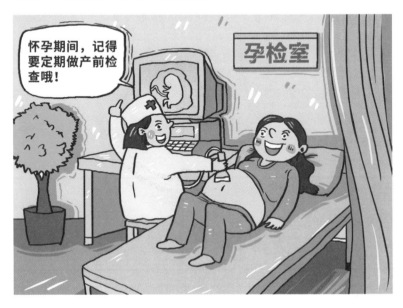

  相关研究表明，目前不管使用哪种方法，即使让最有名的专家进行彻底的检查，期望所有的胎儿畸形均能被检测出来都是不现实，也是不合情理的。不过随着影像技术的发展，磁共振（MRI）也越来越多地被应用于神经系统等发育异常的评估，为产前诊断增加了检查手段。

  有的准妈妈认为要排除胎儿畸形就一定得做三维或四维检查。由于常人难以"读懂"二维超声的图像，三维超声通过计算机处理把二维图像重建后，对胎儿颜面部进行表面成像，立体地呈现出来，四维超声则是让三维图像"动"起来。当然要给宝宝"拍"张满意的照片，还需要宝宝的"配合"：如果宝宝的脸贴在胎盘或子宫壁上，或者有肢体、脐带的遮挡，还有些准妈妈腹壁脂肪比较厚，或是胎儿周边羊水很少，都会影响效果。因此并不是每个准妈妈都能获得满意的三维照片。虽然超声胎儿检查是安全的，但从生物安全性角度出发，我们对胎儿眼、颅脑等重要脏器连续检查的时间有严格控制，不建议仅仅为得到一张漂亮的照片，而进行反复检查。

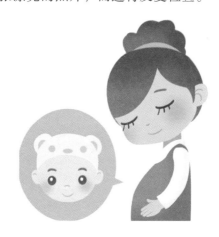

新妈妈　新心理

产褥期产妇心理会经历三个时期：依赖期、依赖－独立期和独立期。

依赖期：指产后前 3 天，此期产妇的很多需要是通过别人来满足的。丈夫和家人的关心帮助、医务人员的关心指导极为重要。

依赖－独立期：是指产后 3—14 天，这一时期产妇关注重心开始从自己转移到新生儿身上。由于分娩后激素水平下降，产妇感情脆弱，害怕照顾不好新生儿，是产后抑郁的高发期，主要表现为哭泣。这一时期要加倍地关心产妇，提供婴儿喂养和护理方面的指导，提高产妇的自信心和自尊感，提升其管理孩子的能力，从而平稳地应对压抑状态。

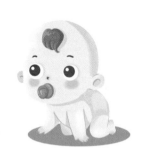

独立期：是指产后 2 周至 1 个月，此时期，多数产妇已接受母亲的角色，但产妇和丈夫会承受其他诸多矛盾和压力，如家庭之间和各种角色之间的矛盾等。

心理支持

1. 协助并促进产妇适应母亲角色，指导产妇与婴儿进行交流、接触，为婴儿提供照顾，培养产妇的自信心，增进母婴亲情。

2. 耐心倾听产妇诉说分娩经历或不快，积极热情解答产妇提问，提供情感支持，缓解其初为人母的紧张与焦虑情绪，促进心理适应。

3. 丈夫及家人积极参与新生儿护理活动，及时了解产妇对孩子及家庭的想法。

4. 对于有不良个性的产妇，给予足够的重视，减少或避免精神刺激，减轻其生活中的应激性压力。

孕期饮食注意事项

孕早期

1. 清淡少油，少食多餐。

2. 多摄入富含碳水化合物的食物及富含叶酸的水果和蔬菜（这些食物约占一日总量的 60%）。

3. 孕早期最重要的营养素——叶酸、DHA。

孕中期

1. 谷薯类、杂豆类，含钙、铁和维生素 D 丰富的食物及乳制品等富含优质蛋白的食物，较孕早期需要有所增加。

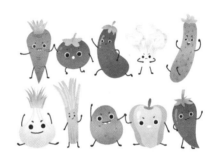

2. 孕中期重要营养素——优质蛋白、钙、铁和维生素 D。

孕晚期

1. 谷薯类、杂豆类较孕中期略减少，富含铁质的畜禽类较孕中期有所增加。

2. 孕晚期重要营养素——不饱和脂肪酸、膳食纤维、铁和维生素 B12。

口诀

1 个水果，2 杯奶，3 勺烹调油，4 份蛋白(豆、鱼、蛋、肉各 10g)，500g 蔬菜，6g 盐，70g 谷物，8 杯水，9 成饱，10 要补(叶酸、DHA、钙、铁、锌、维生素 D)。

自然分娩 or 剖宫产

分娩是值得终身铭记的大事件，让准妈妈既兴奋又害怕，既幸福又痛苦。因个人的理解、想象或者旁人的讲述，孕妇对分娩时的疼痛多少会产生一些恐惧，因此有些就会选择剖宫产，轻易放弃自然分娩。

其实，和许多哺乳动物一样，自然分娩是人类繁衍后代的正常生理过程，也是女性的一种本能，宫缩的疼痛是可以承受的，而且也是暂时的，医务人员也会采取各种办法帮助妈妈们减轻疼痛。

剖宫产是针对不能从阴道自然分娩者的一种补救措施，是一种医疗行为，如果滥用剖宫产术，将会给母亲和孩子的身心健康带来损害！

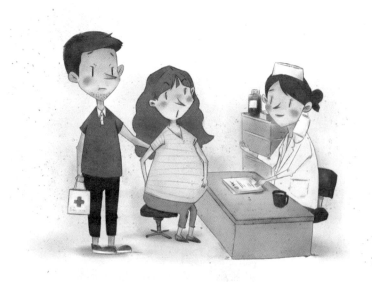

自然分娩的优势

1. 自然分娩出血少、损伤低、恢复快。

2. 分娩过程中子宫的收缩，能让胎儿肺部得到锻炼，让肺泡表面活性物质增加，肺泡易于扩张，出生后发生呼吸系统疾病少。

3. 子宫的收缩及产道的挤压作用，使胎儿呼吸道内的羊水和黏液排挤出来，新生儿窒息及新生儿肺炎发生率大大减少。

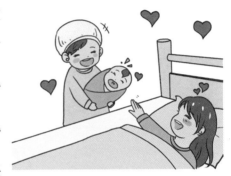

4. 经过产道时，胎儿头部受到挤压、头部充血，可提高脑部呼吸中枢的兴奋性，有利于新生儿出生后迅速建立正常呼吸。

5. 分娩阵痛使子宫下段变薄，上段变厚，宫口扩张，产后子宫收缩力更强，有利于恶露的排出，子宫复原更快。

6. 免疫球蛋白 G（lgG）在自然分娩过程中可由母体传给胎儿，使宝宝一出生就具有更强的抵抗力。

7. 宝宝在产道内受到触觉、味觉、痛觉及本位感的锻炼，促进大脑及前庭功能发育，对今后运动及性格的健康发育都有好处。

8. 自然分娩的孕妇身体恢复也大大快于剖宫产产妇，能有更多精力照料婴儿，乳汁分泌更丰富，能更好地完成婴儿母乳喂养。

9. 自然分娩还能避免剖宫产手术带来的一些并发症和后遗症，再次妊娠对母婴的风险小。

十月怀胎　一朝分娩

俗话说，"十月怀胎 一朝分娩"，对于产妇来说，分娩是一项中高强度的有氧运动，是付出体力与经受疼痛的过程，需要与胎儿共同运动，所以在这个过程中需要不断保持能量与精神情感的支持。

分娩的生理过程

1.产兆：不规律宫缩、见红、破水。

2.临产：有规律并逐渐增强的子宫收缩，持续30秒，间隔5—6分钟，同时伴随着进行性宫颈管消失、宫口扩张及胎先露下降。

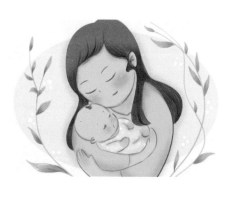

3.第一产程：是指从子宫出现规律性收缩开始到子宫口完全张开（10cm）为止。初产妇约10—12小时，经产妇约6—8小时。

4.第二产程：是指从子宫口完全张开到胎儿娩出，持续时间和分娩方式、胎位、产力等因素有关，一般初产妇需1—2小时，经产妇通常数分钟即可完成。

5.第三产程：是指从胎儿娩出到胎盘胎膜娩出的过程，一般在30分钟内。

6.第四产程：产后2小时产房观察。

分娩是一项重体力劳动

　　自然分娩过程中产妇需要大量能量。加强产程饮食的管理，保证产程中充足的热量补充，是减少产程延长促进自然分娩的重要保障。有专家指出，分娩大约需要消耗产妇6200大卡热量，相当于慢跑10000米或是爬山3000米所需要的能量。

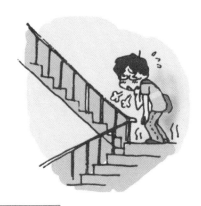

分娩时禁食的危害

　　⊙子宫收缩乏力→产程延长→产后出血。

　　⊙产时产后低钠低钾血症，增加胎儿呼吸窘迫和高胆红素血症。

　　⊙脱水、饥饿→尿液血液浓缩→血栓或产后大出血。

　　⊙增加人工干预的可能。

分娩时的饮食管理

第一产程：选择容易消化的软食或半流质食物，如面条、馄饨、稀饭、芝麻糊等，并适当增加蔬菜和水果（苹果、香蕉、菠萝）的摄入。

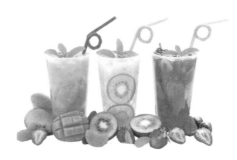

第二产程：宫缩间隙鼓励进食高热量易消化的流质食物和功能性电解质饮料，如佳得乐、健力宝等，确保产妇有足够的水分和热量，以保证体力。

第三产程和产褥期：进高热量食物可迅速补充体力消耗，在常规饮食的基础上增加含钾丰富的食品摄入，如菌菇煲、紫菜汤、山药粥、绿色蔬菜、水果等，减少含糖类食物的摄入，红糖水建议每天1—2杯。

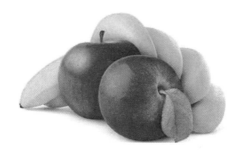

产妇在产程中如何配合

第一产程

消除惧怕心理，保持镇静乐观；运用放松技巧，包括有节奏的运动、平静的发声、有节律的呼吸。

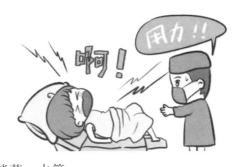

按需进水进食，口服液体是一种安全、简便的方法，包括果汁、淡茶、水等。

每1—2小时排尿一次，保持膀胱空虚，因为充盈的膀胱不仅增加疼痛不适，还会阻碍胎头下降。

尝试不同的运动和体位使自己感到舒适，这样能促进产程的进展。

全身放松，特别是盆底肌群，如臀部、盆底、大腿、腹部和腰骶部等。

宫缩痛时可运用非药物和药物减痛措施，减轻分娩疼痛。

第二产程

寻找一个舒适有效的用力体位，在助产指导下，宫缩时合理使用腹压，最佳屏气时间为每次持续5—7秒，宫缩间歇时放松。

分娩过程中禁忌大喊大叫，这样既消耗体力，又会导致产程延长及胎儿宫内迫。宫缩间隙产妇要进食功能性电解质饮料，确保有足够的水分和能量，以保证体力。

产妇居室安排大有讲究

产褥期是指从胎盘娩出至产妇全身各器官（除乳腺外）恢复至正常未孕状态所需的时间，一般为 6 周，即民间说的"坐月子"时间。产褥期是产妇各系统恢复的关键时期，良好的休养和睡眠对产妇康复非常重要。

1. 提前做好月子房的清洁和布局。

产妇分娩前几天，家人们要将产妇的月子房间、家具打扫干净，清洗和晾晒床单、被褥，保持房间整洁舒适。家具布局以方便、安全为原则。

2. 选择宽敞明亮的房间坐月子。

由于产妇产后体力与身体抵抗力都会减弱，坐月子的房间必须舒适干净、阳光通透、采光明亮、通风，不要接近厨房，避免吸入油烟。

3. 维持适宜的温湿度。

夏季 27—28℃、冬季 18—22℃为宜，室内外温差不宜过大。湿度保持在 50%—60%，如果房间内比较干燥，可以在室内放置一个加湿器。

4. 保持室内空气新鲜。

定时开窗通风，每天 2 次，每次不少于 30 分钟，避免产妇和婴儿直接吹对流风，尤其是秋冬季节，避免受凉。

5. 注意防中暑。

夏季坐月子注意防暑，可以开空调或使用电风扇，但风口不宜直接吹向产妇和婴儿，可间断开启。

6. 避免过多亲朋探视。

产妇坐月子需要安静的休养环境，尽量避免过多的亲友探望，以免影响产妇与宝宝的休息，也避免带来一些细菌和灰尘，减少宝宝与产妇的感染机会。

产褥期多汗非病态

产后褥汗也叫产后出汗，因产妇皮肤排泄功能旺盛，将妊娠期潴留在体内的水分通过皮肤排出体外，这是产后身体恢复，进行自身调节的现象，不属病态。产后出汗比平时增多，尤其是在饭后、活动后、睡觉时和醒后出汗更多，遇到夏天甚至会大汗淋漓、
湿透衣裤、被褥，一般是产后1个星期出汗较多，尤其在产后1—3天尤为明显。主要原因如下。

1. 体内激素的改变：妊娠后由于体内激素变化，特别是雌性激素在体内的含量随孕周的增长逐渐增加，细胞组织中有较多的钠、钾及氯潴留，相应地发生了体内水分的潴留。

2. 水及电解质的排出：分娩后体内雌激素水平很快下降，身体其他各系统及内分泌功能也都逐渐恢复到非孕状态，体内多余的水及电解质通过肾脏和皮肤排出体外。

3. 皮肤排泄功能旺盛：产后最初几天尿量明显增多，产后24小时内，尿量可多至2000—3000ml。皮肤排泄功能也特别旺盛，表现为出汗增多。所以产妇在产褥期多汗并非病态，也不是身体虚弱的表现，而是排泄体内多余水分的方式之一。

4. 产妇进食特点：产后汤水进食较多，也是出汗多的原因之一。

产褥期多汗如何护理

产后表现出汗比平时增多，我们应该如何护理产妇呢？

1.室温不要过高，冬春秋季在 20℃左右，夏季在 28℃以下为好。

2.每天开窗通风，保持室内空气流通、新鲜，但不要对着窗口吹凉风。

3.穿衣、盖被要合适，纠正捂的观念，以合适为好。

4.出汗多时用毛巾随时擦干，内衣、内裤及时更换。

5.自然分娩后第 2 天即可淋浴，但洗澡前应避免空腹，防止发生低血糖，引起头晕等不适，每次淋浴时间不宜过长，5—10 分钟即可。剖宫产应每天擦洗身体，不宜勉强过早淋浴，等腹部伤口完全愈合后再进行淋浴。

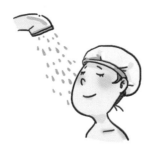

6.产妇虚弱可以坐着或在家人帮助下沐浴，首次沐浴需要有家人守护，以防头晕、跌倒。洗净后迅速擦干，头发用吹风机吹干。

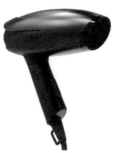

坐月子要刷牙吗？刷！一定要刷！

产妇由于体内激素水平改变，口腔对细菌和有害物质的抵抗力下降，容易造成牙龈炎和口腔炎症，易出血或引起牙龈乳头肥大增生等。传统坐月子不刷牙，有人说"产妇刷牙，以后牙齿会酸痛、

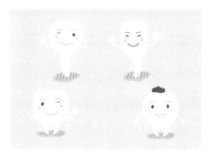

松动，甚至脱落……"其实，这种说法是没有科学依据的。都说病从口入，如果有人纠结月子里是刷牙还是不刷牙，回答是"刷！一定要刷！"

1. 掌握正确刷牙的方法，保持牙刷毛与牙齿表面呈45°斜角，轻放于牙齿与牙龈交界处，顺着牙缝竖刷，旋转刷头，上牙从上往下刷，下牙从下往上刷，刷牙齿内外面方法相同，刷前牙内侧时，要将牙刷竖起来，刷后牙咬合面时，要前后来回用力刷，每个牙面反复刷8—10次，每日早晚各1次，每次不少于3分钟。

2. 正确使用牙刷，每次用完后要彻底洗涤牙刷，并将牙刷上的水尽量甩去，将牙刷头朝上放在漱口杯里，或者放在通风有日光的地方，保持干燥。

3. 选用软毛牙刷，刷牙时用温水，轻轻刷，不要太用力。

4. 做到餐后漱口，早、晚用温水刷牙，及时清理口腔内的食物残渣，做到这些，就不用担心细菌来入侵你的口腔了。

5. 对于口腔疾病应早预防、早治疗，如有牙龈出血，可在牙龈局部涂1%碘甘油漱口，多进食新鲜水果和蔬菜，或口服补充少量维生素C，以减轻牙龈出血症状。

如何做好正确哺乳

正确的哺乳体位和适用范围

正确的哺乳体位：侧卧式、坐式、橄榄球式和交叉式。

（1）侧卧式适合剖宫产术后或正常分娩后第一天的妈妈。

（2）坐式适合于平产分娩后或出院前的产妇。

（3）橄榄球式适合于双胎、婴儿含接困难，可治疗乳腺管阻塞。

（4）交叉式适合非常小的婴儿、病儿或伤残儿。

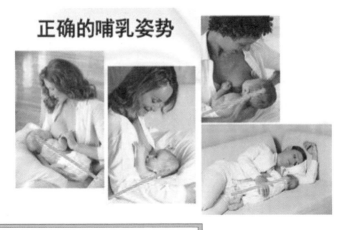

正确的哺乳姿势

正确哺乳体位的注意点有哪些

（1）婴儿的头和身体呈一条直线。

（2）婴儿的脸贴近乳房，鼻子对着乳头。

（3）婴儿身体贴近母亲。

（4）若是新生儿，母亲不仅要托着婴儿的头及肩部，还要托着婴儿的臀部。

早吸吮和按需哺乳

何谓早吸吮 / 早吸吮的好处

早吸吮是指新生儿出生 60 分钟内，裸体与母亲进行皮肤接触，当新生儿出现觅食反射时帮助吸吮乳房，母婴皮肤接触时间不少于 30 分钟。这种产后早期开始的母乳喂养，称为早吸吮。

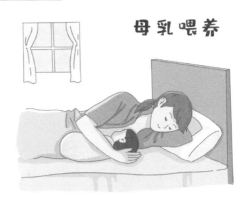

母乳喂养

早吸吮的好处：能刺激母亲垂体前叶分泌催产素，促进子宫收缩，减少产后出血。能尽快建立泌乳反射，巩固吸吮反射；能刺激母亲垂体前叶分泌催乳素，利于乳汁早期分泌，延长母乳喂养时间；增进母婴情感交流。

按需哺乳及其意义

按需哺乳就是母亲感到奶胀、婴儿饿了就可以哺乳，哺乳持续时间和间隔时间不受限制。

按需哺乳的意义：满足孩子生长发育的需要；满足孩子心理需要；刺激母亲下奶；预防乳房肿胀；帮助产妇产后子宫的恢复。

怎样做到按需哺乳

婴儿饥饿时就喂奶；婴儿睡眠时间过长，应试着唤醒喂奶；坚持夜间哺乳，夜间泌乳功能旺盛，乳汁比白天多；母亲感到奶胀时喂奶；婴儿吸吮时间长短不限，两侧乳房交替喂哺。

什么时候需要挤奶

什么时候需要挤奶

需要缓解奶胀；去除乳腺管堵塞或乳汁淤积；母婴分离，母亲工作或外出，母亲或新生儿生病时，需保持泌乳。

挤奶的正确手法有哪些

将拇指和食指放在距离乳头根部 2—3 厘米处，两指相对，其余手指托住乳房；用拇指和食指向胸壁方向轻轻下压，反复一压一放，环状依次挤压乳晕下的乳房组织，挤压的拇指和食指不应在皮肤上滑动，一侧乳房挤 3—5 分钟再换另一侧，如此反复交替进行，挤奶持续时间以 20—30 分钟为宜。

母婴分离时也需要挤奶

母婴分离的产妇为保持泌乳，分娩后 6 小时内开始挤奶，每 3 小时挤一次奶，每次挤奶持续 20—30 分钟，每天不少于 8 次，夜间也要挤奶。

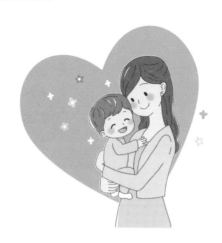

关于母乳你知道多少

什么是初乳

最初 7 天内产生的乳汁是初乳。比较浓稠，颜色为黄色或黄橘色，初乳中蛋白质浓度高并含有丰富的抗体。

什么是成熟乳

产后 10 天左右产生的乳汁是成熟乳，颜色比较清。

什么叫过渡乳

产后 7—10 天产生的乳汁为过渡乳。

什么叫前奶

同一次哺乳过程中，前面的乳汁较清亮，称为前奶。内含丰富的蛋白质、乳糖、维生素、无机盐和水分，外观看起来较稀。

什么叫后奶

前奶后面的乳汁因为脂肪多，看起来白而浓，外观也较粘稠，称为后奶。后奶的脂肪含量高，提供的能量多，所以哺乳时尽可能让婴儿吃到后奶，才可以获得更多的营养。

纯母乳喂养的重要性

母乳是婴儿的最佳食物，具备 0—6 个月婴儿生长发育所需的全部营养素，能够满足该阶段婴儿生长发育的需要，提供生命最早期的免疫物质，减少婴儿疾病的发生，可促进胃肠道的发育和正常微生态系统的建立。

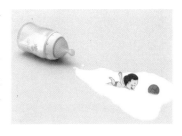

母乳喂养有哪些好处

对婴儿的好处

　　母乳是婴儿的最佳食物，具备0—6个月婴儿生长发育所需的全部营养素，能够满足该阶段婴儿生长发育的需要，提供生命最早期的免疫物质，减少婴儿疾病的发生，可促进胃肠道的发育和正常微生态系统的建立；促进神经系统的发育；促进婴儿情商和智商开发，提升社交能力；可以降低成年后患糖尿病、高血压、肥胖等代谢性疾病的概率。

对母亲的好处

　　母乳喂养可以预防产妇产后出血，促进子宫复旧；有短暂的避孕效果；增进母子感情，促进产妇心理健康；减少母亲患乳腺癌及卵巢癌的风险；减少母亲绝经后骨质疏松的发生率；促进母亲体形恢复。

对家庭及社会的好处

　　母乳喂养经济、方便，省力；促进家庭和谐，增加父母的社会责任感；有利于成年期代谢性疾病的预防，提高人类远期健康质量；减少成年代谢性疾病的发生，如肥胖、糖尿病、高血脂、高血压、冠心病等。

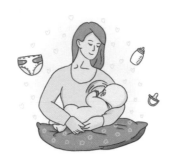

婴儿喂养

婴儿喂养包括纯母乳喂养和人工喂养。纯母乳喂养是指除给母乳外，不给孩子其他食品和饮料，包括水（药物、维生素、矿物质滴剂除外）。出于各种原因不能进行母乳喂养时，采取配方乳或牛乳、羊乳、马乳等乳品喂养婴儿的方法，称为人工喂养。

如何判断婴儿母乳是否满足

喂奶时听见婴儿有吞咽声；喂奶前乳房丰满，喂奶后乳房变软；婴儿主动放开乳房，表情满足、安静；两次喂奶之间，婴儿满足安静入睡 2 小时以上；24 小时有 6 次及以上的小便；出生后第 1 个月增重

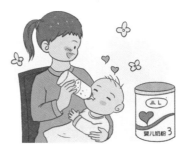

600g 或以上，第 2—3 个月每月增重 750g 或以上。

人工喂养要注意哪些事项

（1）选用新生儿奶粉，仔细阅读说明，按规定调配，调配过程要保持清洁，防止细菌污染。

（2）要准备足够的奶瓶奶嘴，玻璃奶瓶最佳。喂奶后，应将余奶倒掉，将奶瓶清洗、消毒。

（3）喂奶时倾斜奶瓶，使瓶颈充满奶水，这样婴儿不会吸入过多空气。

（4）喂奶结束后，将婴儿抱起拍背，让婴儿打嗝，排出胃内空气。

（5）人工喂养的孩子易贫血、缺钙，应在医务人员指导下及时添加维生素及微量元素。

怎样给新生儿洗澡

新生儿洗澡前需要做哪些准备

1. 用物准备：专用沐浴盆、清洁的衣服、浴巾、大小毛巾、湿纸巾、一次性尿布、洗发露、沐浴露、润肤露、PVP 碘液、棉签、护臀膏、39—40℃的温水、水温计。

2. 新生儿喂奶前后 1 小时洗澡为宜。

3. 关闭门窗，调节室温在 26—28℃。操作者取下手表和饰物，修剪指甲、洗手。

洗澡过程中需注意什么

1. 浴盆专用。

2. 调试洗澡水的原则：先放冷水再放热水，沐浴前用水温计再测试水温。

3. 沐浴时注意清洁皮肤皱褶处，观察新生儿全身情况，有异常停止洗澡，及时去医院就诊。

4. 注意安全，防止新生儿受凉或烫伤。

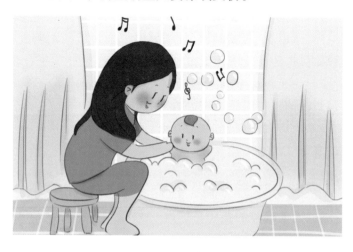

新生儿洗澡的顺序

1. 脱去新生儿衣服，用大毛巾包裹新生儿，操作者左手前臂托住新生儿背部，左手掌托住头部，左腋下夹住新生儿臀部移至浴盆边。

2. 洗脸。小毛巾折叠2次有4个面，用浸湿的毛巾先洗眼，由内到外，再洗面颊部和下巴，按序每次更换一个面。

3. 洗头。用左手拇指及中指将新生儿两耳廓向前盖住耳孔，右手手掌取适量洗发露与水调匀，右手指腹或手掌心轻柔按摩头部，清水洗净后，擦干。

4. 洗全身。洗脸洗头后，撤去大毛巾，将新生儿放入已滴入沐浴露的浴盆内，头部枕于操作者左手腕上，左手紧握新生儿的左肩胛部。右手依次擦洗颈部、上肢(腋下、手指间)、胸腹、下肢(腹股沟、足趾间)、背部、会阴与臀部。特别注意清洁女婴阴唇之间、男包皮部位的积垢。

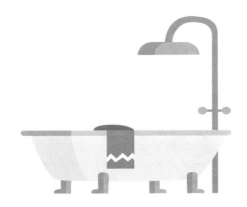

生命最初 1000 天
决定孩子一生健康

《中国 0～6 岁儿童营养发展报告》提出生命早期 1000 天，即胎儿期 + 孩子出生到两岁的天数，这一时期决定孩子一生的健康！

1. 保障和促进儿童体格和脑发育。

2. 降低出生缺陷的发生率。

3. 降低对疾病的易感性。

4. 增强抵抗力。

5. 提高社会能力。

人的健康从一颗受精卵开始，胚胎形成后就要靠母体提供营养来支持成长，这时候就需要很多营养素，除了补充叶酸，孕妇还要注意补充铁和钙。因为孕妇体内的营养素会优先提供给胎儿，

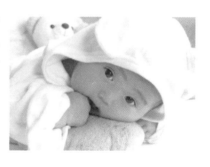

所以很多孕妇如果饮食中没有相应增加铁摄入的话，很容易处于铁缺乏的状态，影响宝宝发育。

胎儿在五个月后骨骼和牙齿生长得特别快，是迅速钙化时期，对钙的需求剧增，孕妇一定要注意钙和铁等的补充。

除了定期监测身体状况和补充身体营养外，孕妇还要注意补充"心理营养"。愉快稳定的情绪有利于母婴健康；负面情绪则会加重妊娠反应，使孕妇食欲下降，影响胎儿的营养摄入，从而影响胎儿的躯体和神经系统等的发育。

孕妈妈的均衡营养、适量运动、良好情绪、充足睡眠、安全环境、避免感染、自然分娩、母乳喂养、预防宝宝过敏等将为宝宝的未来加分。

哪些疾病需要做阴道镜检查

阴道镜检查是利用能将子宫颈或生殖器表皮组织放大的显微镜，配合光源及滤镜之作用，发现肉眼不能识别的宫颈与下生殖道病变癌前病变，镜下定位多点活检，通过病理组织学检查确诊，并指导治疗与随访。阴道镜分为光学阴道镜和电子阴道镜，在宫颈癌筛查和宫颈病变诊断中居重要地位。

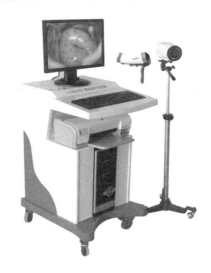

阴道镜主要应用于 6 个方面：

1.宫颈细胞学检查 LSIL 及以上、ASCUS 伴高危型 HPV DNA 阳性或 AGS 者；

2.HPV DNA 检测 16 或 18 型阳性者；

3.宫颈锥切术前确认切除范围；

4.妇科检查怀疑宫颈病变者；

5.可疑外阴、阴道上皮内瘤样病变；阴道腺病、阴道恶性肿瘤；

6.宫颈、阴道及外阴病变治疗后复查和评估。

正确选择避孕措施

为避免人工流产给女性造成的身心伤害，女性一定要摒弃"不避孕，怀孕了可以人工流产"的想法。体外排精及安全期避孕法也不可靠，避孕失败后一定要及时采取补救措施，而非心存侥幸。

未婚或新婚期选用

⊙复方短效避孕药（首选，不影响性生活，避孕效果好）

⊙避孕套（较理想的避孕选择）

哺乳期选用

⊙避孕套（首选）、宫内节育器

已生育选用

⊙宫内节育器（首选）、短效避孕药、避孕套

如已生育两个及以上确定不再生育，或有严重疾病不宜妊娠者可考虑输卵管绝育术。

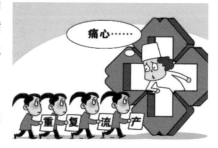

绝经过渡期选用

原有宫内节育器者可继续使用至停经半年后取出，避孕套、外用杀精剂避孕栓或凝胶剂。

紧急避孕

无保护性生活后或避孕失败后几小时或几日内采用的补救避孕法。常用药物：左炔诺孕酮片、米非司酮片。

特殊疾病者

多囊卵巢综合征患者：可选用复方短效避孕药如达英–35或者生育后应用曼月乐环；痛经、月经量多、子宫内膜异位症或腺肌症患者可选用复方短效避孕药或曼月乐环。

备注：短效避孕药 40 岁前使用。

流产与放置节育器后请注意

人工流产术后需注意

1. 人工流产手术后，请在观察室休息 1 小时左右，无异常情况方可由家属陪送回家。

2. 两周内或阴道出血未净前禁止盆浴，但应每日清洗外阴。

3. 如有阴道出血超过正常月经量、发热、腹痛等异常情况，请随时就诊。一般术后一月应随诊一次。

4. 一个月内禁止性交。流产后请采用有效的避孕方法，严防再次进行人工流产。

宫内节育器放置后需注意

1. 放置后可能有少量阴道出血及下腹不适感，为正常现象。如出血多、腹痛、发热、白带异常等，应及时就诊。

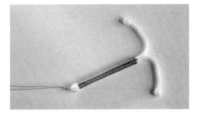

2. 一周内不进行过重的体力劳动。

3. 两周内不宜进行房事和盆浴，保持外阴的清洁。

4. 放置后三个月内，在经期及大便后，应注意宫内节育器有无脱出。

5. 放置带尾丝节育器者，经期不能使用阴道棉塞。

6. 术后第一次月经干净后去医院检查环位，以后半年复查一次，一年后视情况每年复查一次。

7. 无特殊反应，金属环可放置 10—15 年，T 型环可放置 5—10 年。

妇科腹腔镜　动小刀治大病

腹腔镜是一种带有微型摄像头的器械。腹腔镜手术时将腹腔镜镜头（直径小于 10mm）插入腹腔内，使用二氧化碳气体膨胀闭合腹腔后，医生通过监视器屏幕上显示的图像，利用特殊的腹腔镜器械进行手术。多采用 1—4 孔操作，术后腹部皮肤仅有 1—4 个 0.5—1cm 的疤痕，手术创面小，术后恢复快，是当之无愧的微创手术。

与传统开腹手术相比，腹腔镜手术有如下优点：

1. 术后恢复快，术后疼痛轻，住院时间短；

2. 生活质量高，手术切口隐蔽，不留明显瘢痕，局部美观；

3. 腹腔镜荧屏图像放大数倍，比传统手术更清晰，善于发现微小病变，因此手术更精准、精细，术后出血少；

4. 术后早期可翻身活动，减少粘连的发生。

妇科已广泛开展腹腔镜手术，乃至单孔腹腔镜手术，基本囊括妇科绝大多数病种，实现了广大患者"动小刀治大病"的心愿。

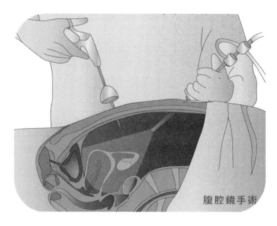

腹腔镜手术

子宫肌瘤多大需要手术

随诊观察

如肌瘤直径＜5cm、单发或向浆膜下生长；子宫大小不大于孕10周；无明显症状，且无恶变征象，可定期随诊观察。

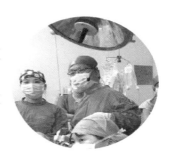

药物治疗

适用于年轻有生育要求者，药物治疗后暂时使肌瘤萎缩，增加受孕几率；主要通过各种抗雌激素类制剂来缩小瘤体或抑制肿瘤生长。

手术治疗

子宫肌瘤的手术治疗包括肌瘤切除术及子宫切除术，可经内镜手术（宫腔镜或腹腔镜），亦可经腹部或阴道进行。

1. 肌瘤切除术：将子宫肌瘤摘除而保留子宫的手术，主要用于40岁以下年轻妇女，希望保留生育功能者。

2. 子宫切除术：症状明显者，肌瘤有恶性变可能者，无生育要求，宜行子宫切除术。子宫切除术可选用全子宫切除或次全子宫切除，年龄较大者，以全子宫切除为宜。

3. 子宫动脉栓塞术：通过放射介入的方法，将动脉导管直接插至子宫动脉，注入永久性栓塞颗粒，阻断子宫肌瘤血供，以达到使肌瘤萎缩甚至消失的目的。

4. 射频消融：高频率的交流电通过电极导入组织，再经弥散电极形成回路，电极周围组织中的离子受电流影响发生震荡，产生摩擦热，可使局部温度达到100℃，进一步使肌瘤组织或细胞直接受热凝固变性、死亡，使病灶组织缺血性变性和坏死，阻止其生长。

子宫脱出怎么办

子宫阴道脱垂是影响女性，尤其是中老年女性生活质量的常见妇科疾病，脱垂的原因是年老后盆底肌肉松弛，子宫从正常位置沿阴道下降，伴随着阴道壁也同时膨出，最终子宫和阴道完全脱到阴道口以外。

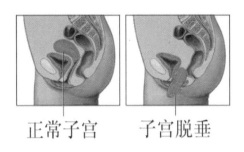

正常子宫　　　子宫脱垂

子宫阴道脱垂常用的治疗包括下面几种：

1. 一般支持疗法：包括增强体质，注意适当休息，保持大便通畅，避免增加腹压和重体力劳动。

2. 非手术疗法：适用于病情较轻者，或是由于体弱等其他疾病不能耐受手术者，通常可选用激光或电刺激盆底肌肉，或放置子宫托，配合一般支持疗法。

3. 手术治疗：包括经阴道的阴式手术和腹腔镜悬吊手术。阴式手术即经阴道切除子宫和部分阴道组织，并利用韧带和肛提肌对盆底进行加固。该手术效果肯定，体表不留疤痕，而且通常不需要植入人工补片，治疗费用低，避免了与补片相关的一些并发症，较为经济。腹腔镜下子宫悬吊手术是近年来发展迅速的治疗手术，可以保留子宫，为年轻妇女提供了更多的治疗选择。

宫腔镜手术的优势

宫腔镜是一项微创性妇科诊疗技术，是一种用于子宫腔内检查和治疗的纤维光源内窥镜，它以直观、准确成为妇科出血性疾病和宫内病变的首选检查方法，可对患者进行有效的介入检查和治疗。

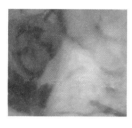 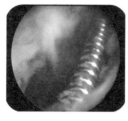 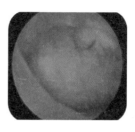

腔镜下宫腔粘连松解术　　腔镜下嵌顿环取出术　　镜下子宫内膜息肉摘除术

宫腔镜手术的优势

精准测定：高科技微创诊疗器械，最大限度实现宫内病变精准测定。

诊断更准确：高科技纤维光源内窥镜，更直接、准确、可靠，明显提高诊断准确率，不仅能直观检查子宫内生理、病理病变，还能取出嵌顿的宫内节育器，分离宫腔粘连，切除黏膜下肌瘤，或去除异常出血的子宫内膜。

不用开腹的手术：微创手术典范，具有无痛苦、出血少、手术时间短、术后恢复快、住院时间短、并发症少、不影响卵巢功能等特点，保留子宫的生理完整性，创伤小。

哪些疾病需要做宫颈环形电切术

宫颈环形电切术（LEEP）是利用高频电刀产生的高频电波，由外向内呈圆锥形的形状切下一部分宫颈组织的手术。它一方面是为做病理检查，确诊宫颈的病变；另一方面也是切除病变的一种治疗方法。最佳手术时机是月经干净 3—7 天且未同房，且符合各项术前检查（包括血液检查、白带检查）正常范围。

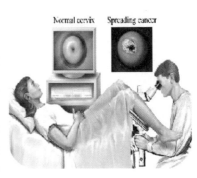

哪些患者需要做 LEEP

1. 慢性宫颈炎（糜烂、外翻、宫颈息肉等）。
2. 宫颈湿疣。
3. CIN 和 CIN 合并湿疣。
4. 宫颈原位癌。

手术注意事项

1. 手术期间患者一般为清醒状态，手术时间短，一般在门诊小手术室内进行，尽量放松，与医生配合尤为重要。

2. 切记术后 7—10 天来院查看病理报告。

3. 术后 1 个月内会出现少量阴道出血及流液，尽量避免骑车、重体力活及用腹压的动作。

4. 术后需每周复查，观察宫颈创面愈合情况。

5. 术后 3 个月内避免同房及盆浴。

6. 术后 3 个月需复查宫颈细胞学（TCT）及病毒学（HPV）。

7. 如阴道出血量超过月经量应立即就诊，尤其是在术后 7—14 天创面结痂脱落期间。

怎样预防宫颈癌

宫颈癌的症状

性生活出血、阴道不规则出血、阴道分泌物增多、白带血丝、异味，久治不愈的宫颈糜烂，下腹及腰骶部经常出现疼痛，部分患者无症状。

宫颈癌筛查人群

中国癌症基金会推荐：任何已婚妇女或 21 岁以上有性行为的女性均应进行宫颈癌筛查。

宫颈癌筛查流程

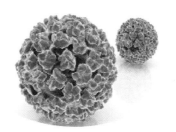

1. 初筛：宫颈细胞学检查（TCT）+HPV 联合检测最靠谱。

2. 初筛异常需通过阴道镜、宫颈活检病理诊断。

宫颈癌与 HPV

宫颈癌与人乳头瘤病毒（HPV）关系亲密。约 99.7% 的宫颈癌是 HPV 感染所致。性生活是其感染的主要途径。女性一生中被 HPV 感染的概率非常高，性活跃期感染率为 50%—80%。

感染了 HPV 就一定会得宫颈癌吗

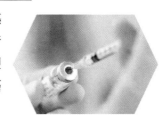

50%—90% 的 HPV 感染可在感染后的数月至 2 年内被免疫系统清除，不会导致长期的危害。高危型 HPV 的持续感染才是宫颈癌及其癌前病变最重要的致病因素。

盆底功能障碍的针灸治疗

您是否有出门尿急而找不到厕所的尴尬？您是否常有尿失禁的难言之隐？您是否承受着盆腔脏器下坠的痛苦？您是否感觉到性生活越来越不满意？这些都是女性盆底功能障碍的表现！

盆底肌在女性生活中的重要作用

盆底肌，即封闭骨盆底部的肌肉群，它像吊床一样承载和支持着盆腔内的尿道、膀胱、阴道、子宫、直肠等器官，并有多种生理功能：维持盆腔脏器的正常解剖位置；控制排尿；控制排便；维持阴道紧缩度，增进性快感。

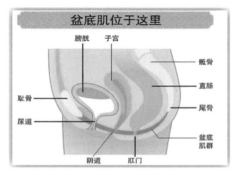

盆底肌位于这里

膀胱　子宫　骶骨　直肠　尾骨　盆底肌群　耻骨　尿道　阴道　肛门

针灸治疗的有效性

中医学认为，脏器的正常位置是气的固摄和升举作用的具体表现。分娩、手术等原因会导致中气受损而气虚下陷，不能维系胞宫、肛门及膀胱等脏器。针灸具有补中益气、升阳举陷、疏通经络等功效，通过针刺经络穴位，能促进膀胱功能恢复，使尿道括约肌张力升高，尿道周围组织紧张度增加，故能有效地改善症状。

自我保健

在针灸治疗的同时，患者可以自己做提肛肌收缩练习和反复中断排尿的练习，以此来加强盆底肌肉及尿道横纹肌的张力，改善尿失禁的症状。

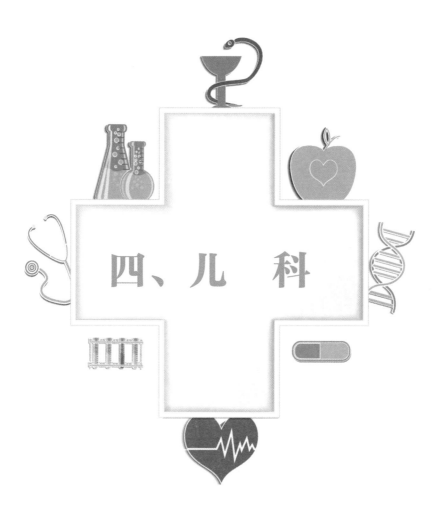

四、儿 科

小儿常见呼吸道疾病

小儿常见呼吸道疾病有上呼吸道感染、支气管炎、肺炎等，以及容易在春季流行的呼吸道传染病，如麻疹、风疹、腮腺炎、水痘、猩红热等。

急性上呼吸道感染

1. 病因：90% 以上由病毒感染引起，但可继发细菌感染。

2. 呼吸道症状：鼻塞、喷嚏、流涕、咽痛、咳嗽。

3. 其他症状：发热、惊厥、纳差、呕吐、腹泻、腹痛。

4. 体征：咽充血、扁桃体肿大、局部淋巴结肿大。

5. 病程：3—5 天。

6. 并发症：中耳炎、鼻窦炎、咽后壁脓肿、颈淋巴结炎、喉炎、气管炎、支气管炎、支气管肺炎。

呼吸道疾病防治

1. 增强宝宝抵抗力，平时多食用富含维生素 A、铁、锌等的食物。

2. 根据天气冷热及时增减衣服，保持室内空气流通。

3. 注意当气压低、空气污染严重时，尽量少让孩子出门；天气好的时候，多进行户外活动，多晒太阳；不去商场、聚会等人口密集、空气流通不好的公共场所。

4. 充足睡眠。春天易发生"春困"，要保证小儿充足睡眠，既有利于小儿生长发育，又可增强免疫力。

5. 培养幼儿养成餐前、便后洗手的好习惯，玩具餐具定期消毒、勤晒被褥。

小儿发热时家长常见困惑

医生，我家小孩为什么输液后体温不退？

输液不能直接退热，如果在输液时有体温升高的状况，还是需要药物或物理降温。

医生，发热时应该多穿衣服吗？可以吹风吗？

将发热的孩子捂得严严实实，这是不对的，容易引起发热惊厥，造成更大的危害。发热时应该少穿衣服以利散热，让孩子处于通风阴凉的环境。

发热时能用空调吗？

小孩发烧是可以开空调睡觉的，因为通过空调来降低室温，有助于孩子退烧，但使用空调要得当，空调风不能直接对着孩子吹，尤其是夜间，开小风，温度保持在26—28℃比较适宜。

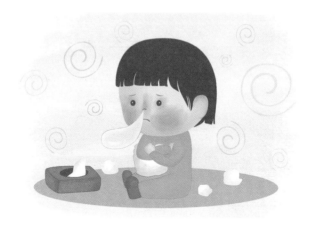

让我们正确看待小儿发热

发热是多种疾病都会出现的一个常见症状，它是人体一种重要的防御机制。所以体温 < 38℃时不必刻意追求尽早退热，更不必惊慌。体温 ≥ 38.5℃或伴有明显头痛、神情淡漠、意识模糊甚至惊厥抽搐，或者有高热惊厥史的孩子需要及时控制体温。

物理降温包括冷敷、温水或酒精擦浴等。婴幼儿发热不应过度"捂"，高热时反而要适当减少衣物，以利散热。

药物降温就是使用"退烧药"，如美林、小儿百服宁、泰诺林等。但是退烧一方面有可能掩盖病情；另一方面，若体温骤降会伴随大量出汗，可能导致虚脱等。"退烧药"服用后通常要过 30 分钟方可起效，药效可持续 4—6 小时；一天用药不宜超过 4 次，每次间隔最少 4 小时。

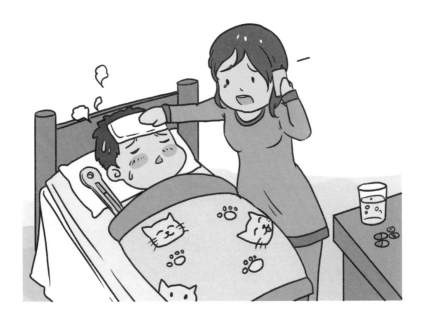

发热是人体对致病因子的一种全身反应，是临床常见的症状。发热既是病人就诊时常见的主诉，又是一个最常见的客观体征。发热的原因很多，几乎涉及全身每个系统。因此患儿就诊时往往多是因发热就诊。患者如何正确处理发热，正规应用退热药对患儿病情转归和生命健康至关重要。

发热患者本身丢失水分较多，因此需得到补充，但对大多数发热的"上感"患者来说，补充水分只需多喝水即可，热水冲服相应的中成药颗粒剂是不错的选择，无须输液。输液治疗虽有其优势，但也存在一些潜在的不利影响。发热会消耗营养和体力，造成机体负氮平衡，饮食宜清淡、易消化，并且富有营养。

许多有发热的感染性疾病往往通过呼吸道、消化道或接触等方式传播，在不明确传染性之前，周围人与患者应勤洗手、戴口罩，以免交叉感染。

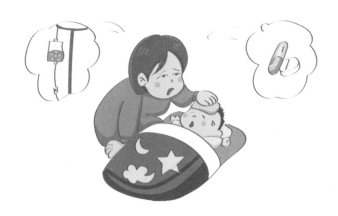

小儿腹泻及临床表现

小儿腹泻，也称小儿腹泻病，是一种由轮状病毒引起的急性肠炎，属消化道传染病。起病急、病情重，发热、呕吐、腹泻频，排洗米水样或蛋花汤样便，常伴脱水等全身症状，是儿科常见病，严重病例伴有脱水、电解质和酸碱平衡紊乱。6个月—2岁发病率高，1岁内占半数。

小儿腹泻特征

大便次数增加：24 小时大于 3 次。

大便性状改变：比大便次数增加更重要，多次排出成形大便不是腹泻。纯母乳喂养的婴儿的大便比较稀，不定型，但不是腹泻。

临床诊断

⊙发病季节、病史、表现、大便性状

⊙实验室诊断：

白细胞：病毒　降低　细菌　升高

便常规、便培养

血气：Na+ K+ Cl– Mg2+ Ca2+

病毒分离、病毒抗原抗体检测

血生化检查

⊙脱水程度、酸碱失衡、电解质紊乱

⊙ B 超或 X 线检查

小儿腹泻的病因

病毒感染

寒冷季节的小儿腹泻80%由病毒感染引起。病毒性肠炎主要病原为轮状病毒，其次有诺如病毒、星状病毒、科萨奇病毒、埃可病毒、冠状病毒等。

细菌感染

①致腹泻大肠杆菌。

②弯曲菌。与肠炎有关的弯曲菌属有空肠型、结肠型和胎儿型3种，95%—99%弯曲菌肠炎是由胎儿弯曲菌及空肠弯曲菌引的。

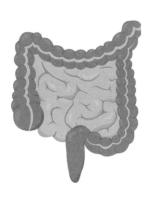

③其他包括耶尔森菌、沙门菌（主要为鼠伤寒和其他非伤寒、副伤寒沙门菌）、嗜水气单胞菌、难辨梭状芽胞杆菌、金黄色葡萄球菌、绿脓杆菌、变形杆菌等。

抗生素引起的腹泻

使用抗生素引起的腹泻常表现为慢性、迁延性腹泻。长期使用广谱抗生素，一方面使肠道有害菌，耐药金葡菌、难梭状芽胞杆菌、绿脓杆菌等大量繁殖，另一方面使双歧杆菌等有益菌减少，微生态失衡而出现腹泻，大便的性状与细菌侵袭的部位有关病情可轻可重。

双糖酶缺乏

原发性或继发性双糖酶（主要是乳糖酶）缺乏或活性降低，使肠道对糖的吸收不良从而引起腹泻。

饮食护理不当

多见于人工喂养儿。喂养不定时，或过早喂给大量淀粉或脂肪类食品，以及断奶后突然改变食物品种，均能引起轻、中度腹泻（消化不良）。由于口渴，吸乳过多，增加消化道负担，均易诱发腹泻。大便为稀薄或蛋花汤样，无脓血和酸味，如不及时控制，易并发肠道感染。

气候因素

气候突然变化、腹部受凉使肠蠕动增加；天气过热，消化液分泌减少等都可能诱发消化功能紊乱，导致腹泻。

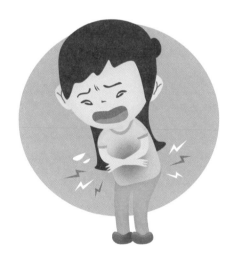

小儿腹泻的治疗与预防

饮食疗法

▲目的是防止营养不良的发生

▲不限制饮水

▲母乳喂养儿，可减少喂奶次数，或缩短每次哺乳时间

▲人工喂养儿，可将牛奶稀释或喝脱脂奶、米汤

▲病毒性肠炎常有乳糖酶缺乏，可喂不含乳糖的食品、豆类、发酵奶、去乳糖配方奶粉、乳糖酶

严密观察病情变化，监测生命体征，观察有无发热、烦躁、嗜睡、倦怠等全身中毒症状，观察有无水、电解质和酸碱平衡紊乱，准确记录 24 小时出量，通过观察患儿神志、皮肤弹性、前囟眼眶有无凹陷、尿量等临床表现，估计患儿的脱水程度，同时要动态观察。

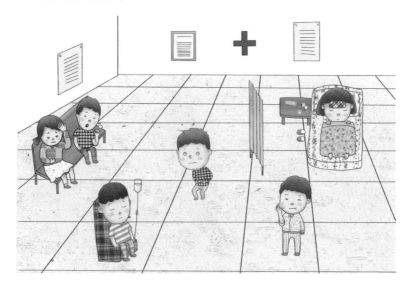

小儿秋季腹泻

气候突然变化、腹部受凉使肠蠕动增加；天气过热消化液分泌减少或由于口渴饮奶过多都可诱发消化功能紊乱导致腹泻。

合理安排饮食

腹泻急性期要减少进食量，但不必禁食，提倡母乳喂养，避免在炎热的夏天断奶，母乳喂养的孩子仍哺母乳；人工喂养的孩子，应吃去乳糖的奶粉，或 1/2 稀释牛奶，可以在冲奶粉时加些米汤；已添加辅食的孩子可吃稀粥或面片，急性期不要食用鱼、肉，待病情好转后可以逐步恢复正常饮食。注意千万不能操之过急，以免病情出现反复。

注意保暖

由于肠蠕动加快，如果再受凉，则腹泻的情况将更加严重，因此要特别注意腹部的保暖。家长可以用一个暖水袋给孩子热敷腹部，还可以给孩子揉揉肚子，以减轻腹痛。

耐心补充口服盐液

口服补盐液应该少量多次，每 2—3 分钟喂一次，每次喂 10—20 毫升，这样积少成多，约 4—6 小时即能纠正脱水。如果孩子对口服补液不耐受，或腹泻程度加重，就应及时去医院就诊。

生活用品消毒

患儿的玩具、奶瓶、汤勺等，每次使用前和使用后都要用开水洗烫，最好每天煮沸消毒一次，时间 5—10 分钟。

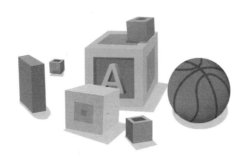

保持肛门清洁

每次大便后都要用温水擦洗干净，婴儿要及时更换尿布。

何时需要就医

如果患儿 3 天不见好转，或 3 天内出现下列任何一种症状，应及时就诊：腹泻次数和量增加；不能正常饮食；频繁呕吐；发热；明显口渴；粪便带血。

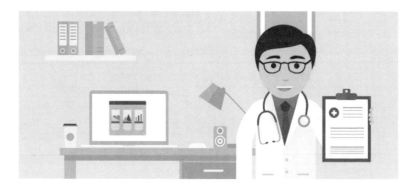

孩子呕吐、腹泻需要注意什么

孩子呕吐怎么办

呕吐可见于多种疾病，要积极查明原因，针对病因治疗。家长关护患儿也要注意一些基本的事项，比如，要让小孩采取侧卧位，防止呕吐物吸入气管引起肺炎甚至窒息；饮水要少量多次，较为简单的方法是以喝下去不吐为宜。尽量卧床休息，不要经常变动体位，否则容易再次引起呕吐。

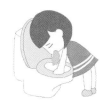

呕吐时需要禁食吗

一般不需要禁食，除非有剧烈的、频繁的呕吐，或者医生有特别医嘱。可以进食流质或半流质食物，如奶粉、米糊、粥、面、馄饨等，不要吃油腻不消化的食物。

婴儿吐奶怎么办

如果婴儿偶于吃奶后有吐，可能是吞咽了空气。可在喂奶时将奶头塞没，避免吞咽空气；吮完后可抱起小孩轻拍背部，让空气排出后取右侧卧位，并略抬高上半身。

孩子腹泻怎么办

如果腹泻次数多，腹泻时间较长，就诊时应带上大便标本做化验。化验用的大便不需太多，最好挑有黏液或血丝的地方，注意不要混入尿液，不要从肮脏的地面上搜集大便，不要超过1—2小时。

腹泻的时候需要禁食吗

不需要，但不饿不要硬喂。

小儿常见过敏性疾病

春天百花盛开，气候异变，易引发儿童哮喘、过敏性鼻炎、变态反应性荨麻疹等。

常见过敏性疾病

小儿常见过敏性疾病主要包括小儿湿疹、食物过敏、过敏性鼻炎（变应性鼻炎）及哮喘等。一般而言，小儿湿疹、食物过敏发生年龄较早，过敏性鼻炎及哮喘发生稍后。

患过敏性疾病的孩子首先具有"特应质"的遗传背景，同时由环境中的过敏原触发，通过机体一系列的免疫反应，出现各种过敏及相关症状。

过敏性疾病对身体的影响

1.上呼吸道慢性过敏性炎症可以引起淋巴组织增生，导致腺样体和扁桃体肥大，这些又可导致阻塞性睡眠呼吸暂停，口式呼吸，咽部刺激感和牙齿畸形。

2.过敏性鼻炎也会造成患儿睡眠障碍，导致继发性日间疲劳，继而对患儿的情绪、学习和记忆产生消极影响。

过敏性疾病的防治

1.治疗小儿过敏性疾病，避免接触过敏原很重要。

2.小儿湿疹、食物过敏常与患者对牛奶蛋白过敏有关，这些患者母乳喂养显得更为重要，如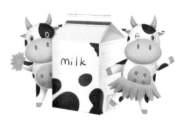无法继续母乳喂养，可选择深度水解奶粉甚至氨基酸奶粉。

幼儿急疹　不痛不痒不留疤

典型皮疹

1.体温骤降后出疹逐渐增多成片，主要集中于面部、颈部、躯干。

2.疹子不痛不痒不留疤，1—2天后开始消退，不留色素沉着和脱屑。

居家观察5要点

1.往往是第一次发热，精神状态随热度变化而变化，体温下降时精神好，吃饭喝水好，小便量正常。

2.很少有流鼻涕、打喷嚏等感冒症状。

3.高热顽固，退热药效果欠佳。

4.体温正常后出疹，"热退疹出"是区别于其他出疹疾病的最重要一点。

5.血液检查提示病毒感染，白细胞正常或偏低。

家庭护理

1.多休息，多喝温水。

2.隔离，避免交叉感染。

3.注意房间通风，监测体温科学降温。

4.保持皮肤清洁，注意手卫生。

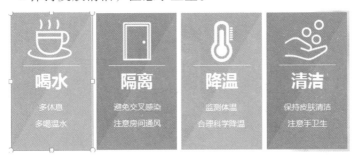

喝水	隔离	降温	清洁
多休息 多喝温水	避免交叉感染 注意房间通风	监测体温 合理科学降温	保持皮肤清洁 注意手卫生

婴幼儿听力障碍
可影响语言智力的发育

当今社会优生优育，谁都希望有个健康活泼的孩子，可是不幸往往降临在没有准备的人身上。有统计资料表明，新生儿中双侧听力障碍的发生率为 0.1%—0.3%，先天性听力障碍和随之发生的语言发育障碍（聋哑）是目前引起儿童残障的主要原因之一。开展新生儿听力筛查，儿童听力障碍可在 6 个月前得到确诊，进行干预性治疗后，残障儿童的发生率将明显下降。

可疑听力障碍的婴幼儿：听力筛查未通过，复筛未通过；新生儿急重病房住院者；新生儿有高危因素（耳聋家族史，孕母宫内感染的，如巨细胞病毒、风疹、疱疹、梅毒、弓形虫等，高胆红素血症，细菌性脑膜炎等）；言语发育迟缓者。

正常儿童语言的发育，经过发音、理解和表达 3 个过程。言语语言发育开始于新生儿期，在 4—5 岁最为迅速，随着年龄增长，单词量增多，句法完善，逐渐形成真正的语言。

言语语言发育受某些神经功能成熟化因素的影响，孩子说话能力因人而异，但言语发育每个年龄段均有一个大致规律。如果到了 3 岁，孩子不会说话或者说不清楚，则基本上可以怀疑存在言语障碍。

言语语言的发育与听力、智能、体能发育密切相关，我们要观察孩子的整体发育情况，做到早发现、早诊断、早治疗和有效康复！

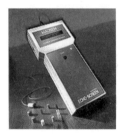
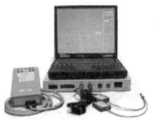
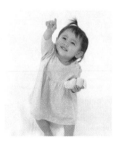

宝宝如何添加辅食

辅食添加原则

循序渐进，从一种到多种，从稀到稠。

1. 先从低过敏、淡口味的食物开始尝试。

2. 一次只喂食一种新的食物，而且从少量开始喂起，食物的浓度也应该从稀到浓。

3. 每一餐先吃新食物，不想吃了才加入已经吃过的食物，5—7 天添加一种新食物。

辅食添加种类及次序

谷物→蛋黄→蔬菜→水果→肉、鱼

第一阶段：4—6 个月，米糊、粥、蛋黄、根茎类蔬菜、水果。

第二阶段：7—9 个月，肉类、鱼类等动物性食物和豆制品。

第三阶段：10—12 个月，碎状、丁块、指状食物。

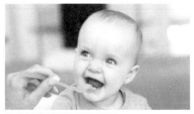 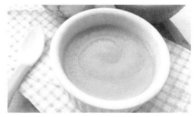

辅食添加目的

1. 训练吞咽、咀嚼功能和口腔肌肉运动的协调。

2. 1 岁以内奶仍然是主食，辅食量不能多，但种类要多，按不同月龄的营养需求逐渐增加辅食种类。

培养孩子健康的进食习惯

有些家长经常给孩子开小灶，导致孩子无规律进餐，有的孩子一天进餐超 10 次，但还是精瘦。究其原因，这个不健康的进食习惯使孩子的饱中枢一直被刺激，但是饥饿中枢没有得到刺激，所以总是没有胃口。

培养孩子健康的进食习惯

1. 养成规律的进餐时间，千万不要因为孩子餐时进食少而增加提供食物的次数，抑制孩子的食欲。比如说 11 月龄的孩子，进奶次数 2—3 次，固体食物 2—3 次。 如早餐安排奶 + 馒头或包子或鸡蛋饼。9 点：点心为水果（50—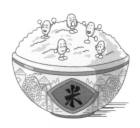
100 克）。12 点：中餐为软米饭 + 菜末 + 肉末。下午 3 点：点心为奶。下午 6 点：晚餐为面类 + 菜末 + 肝末或鱼肉。晚上 8 点 30 分：睡前奶。

2. 进餐时以鼓励为主，不能有任何干扰物，如玩玩具、看电视。示范孩子学咀嚼并吞咽固体食物，促进乳牙萌出。

3. 进餐时应是互动交流的过程，观察孩子的需求，对不好的行为要予以阻止，鼓励、强化好的行为。

4. 进餐时间控制在半小时内。孩子有规律的胃肠蠕动排空、消化液分泌及饥饿感并不是一朝一夕能养成的，需要一定的时间，只要耐心坚持，2 周便能养成良好的进食行为，并产生很好的食欲。

5. 一日 3 餐 2 次点心，不加开小灶，不追着喂，孩子不挑食不偏食。因个子矮小去医院就诊的孩子中，约 60% 的孩子有挑食或偏食的倾向。

儿童多动症

主要特征：注意力涣散或集中困难、活动量过多、自制力弱。

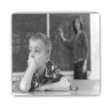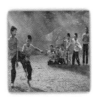

发病主要原因：与遗传、社会家庭、饮食、心理因素、环境相关。

父母自身可能存在的各种问题

1. 夫妻关系不和睦，与孩子关系不融洽。
2. 管教太严厉，对孩子的期望值不符合实际。
3. 对孩子溺爱或放纵。
4. 脾气太暴躁，迁怒于孩子。
5. 有酗酒、赌博等不良习惯。

父母该怎么办

1. 照顾好自己的情绪，才能照顾好孩子。
2. 正确看待孩子，从孩子的角度出发考虑问题。
3. 父母是榜样，而非下达命令者。
4. 尊重、鼓励和温暖孩子，善于发现孩子的优点。
5. 创造良好的家庭关系。

多动症孩子，不治疗不行

家长应该及时干预，坚持治疗。现在放任不管，将来可能造成孩子无法自强自立，引发情绪障碍、药物依赖等问题。

多动症可对儿童造成多种危害，并可持续至青春期和成年期。

儿童肥胖的危害

儿童肥胖可引起多种并发症：糖尿病、高胰岛素血症、高血压、高血脂、代谢综合征、高尿酸血症、脂肪肝、睡眠呼吸暂停等，到成年期可引起更严重的后果——心脑血管疾病。

儿童肥胖的原因

1. 遗传因素：大多数肥胖属于多基因遗传。

2. 围产期因素：孕母糖尿病和吸烟，出生时体重 < 2500g 或 > 4000g 都会增加肥胖风险。

3. 后天因素：摄入过多高脂肪、高热量食物，进食过快，不吃早饭，活动少，久坐，睡眠时间过多或过少等。

肥胖儿童饮食需注意的小细节

1. 早餐中加入一盘绿色蔬菜（西蓝花、包心菜、小青菜等）。

2. 拒绝所有含糖饮料（多喝白开水，可适量喝不加糖的鲜榨果汁）。

3. 牛奶不宜喝得太多，每日 250—300ml（选择低脂、无糖纯牛奶）。

4. 增加食物种类（每天进食 20—30 种不同食物）。

5. 烹调食物时尽量采取蒸、煮、炖等方式（避免油炸、红烧、烧烤）。

6. 选择植物油，少用动物油做菜（少吃肥肉、鸡皮、鸭皮）。

7. 控制每餐进食量（一次一种食物的量不超过自己的拳头）。

8. 绝对不吃夜宵（提前刷牙，晚上 7 点后不进食，包括牛奶）。

孩子身高常见误区

我和孩子爸爸个子都挺高，孩子将来不可能矮！

对成年身高的影响因素中，遗传因素只占 70%—80%，后天因素占 20%—30%，各种后天疾病可能影响孩子身高，尤其是性早熟越来越多。

我家孩子现在比同龄人高，将来也一定高！

孩子没到青春期突然长得很快要警惕性早熟，早熟的孩子骨骺闭合提前，正常生长时间比同龄人要少，生长后劲不足。

我家孩子现在矮是晚长，以后会长高的！

受遗传的影响，晚长是有可能的，体质性青春期延迟，但是一定要及时检查，排除疾病，切莫错过最佳的治疗时机，导致追悔莫及。

男没变声、女没月经不算发育，不急！

变声和月经标志着孩子已经进入青春发育的后期，这个阶段孩子的骨骺已经接近闭合，身高开始进入停长倒计时，此时生长潜力已非常小。

花大价钱买各种保健产品，孩子吃了一定能长高！

很多滋补品、保健品中违规添加不明成分，滥用补品会造成孩子骨骺提前闭合，生长后劲不足。

矮小什么时候治疗最好？

开始治疗年龄以 5 岁至青春早期为最佳。

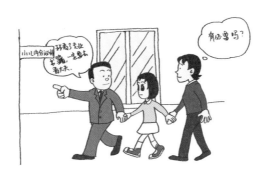

助力孩子快乐长高

正常身高增长规律

1. 婴幼儿期：出生至 3 岁，第一年增高 25—27cm，达 75cm；第二年增高 10—12cm，达 88cm；第三年增高 7.5cm，达 95cm。

2. 学龄期：3 岁至青春期，每年增高 5—7cm，年生长速率低于 4cm，引起矮小。

3. 青春期：男孩 11—13 岁开始，女孩 9—11 岁开始；每年男孩增高 25—28cm，女孩增高 20—25cm，青春期年生长速率低于 5cm，引起矮小。

遗传身高计算公式

$$\text{男孩遗传身高} = \frac{\text{父亲身高} + \text{母亲身高} + 13cm}{2} \pm 5cm$$

$$\text{女孩遗传身高} = \frac{\text{父亲身高} + \text{母亲身高} - 13cm}{2} \pm 5cm$$

身高的正确测量方法

1. 脱去鞋帽，松开发辫，背靠墙壁，立正姿势，眼平视，手下垂，足跟靠拢，脚后跟、臀、双肩紧贴墙壁。

2. 每次在早晨起床后测量，用三角板直角面轻压头顶画线。

3. 每月或每两月同一天测量，测量完后要及时记录。

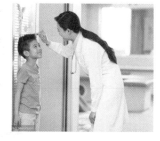

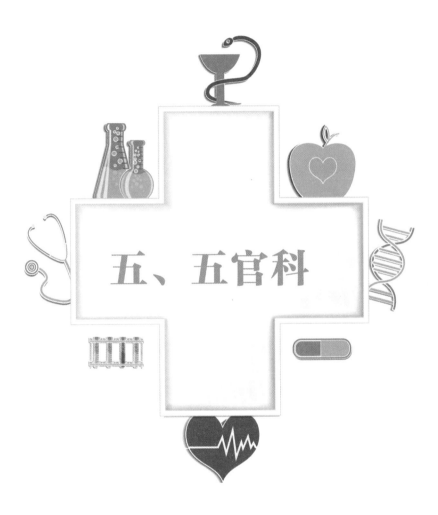

五、五官科

什么是口臭

人们常说的口臭(也有人称"口气")就是口中散发出来的令别人厌烦、使自己尴尬的难闻的气味。别小看口臭这小小的毛病，它会使人，尤其是年轻人，不敢与人近距离交往，从而产生自卑心理，影响正常的人际情感交流，令人十分苦恼。

很多口臭的人，自己是感觉不到的，但是别人却闻得到。那怎么知道自己有没有口臭呢？这里有几个简单的小窍门。

口臭自检法

很多人哈口气在手掌里，闻口腔里吐出来的气味，其实这样根本无法确知到底有没有口臭。以下两个简检测方法，就可确知自己是不是口臭一族。

口腔有味道的人，通常舌苔颜色为厚重的白色或黄色，而正常舌头颜色是粉红色，上面有一层淡淡的薄苔。一般情况下，只有疾病、饮食或是药物等原因，才会造成舌头颜色改变，出现口气。伸出舌头舔手臂，等到口水干了之后，再用鼻子闻气味，若有异味表示有口臭，最好做好口腔卫生，以免口臭影响人际关系。

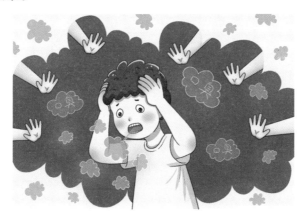

引发口臭原因大盘点

一、口腔疾病。患有龋齿、牙龈炎、牙周炎、口腔黏膜炎以及牙周病等口腔疾病的人，其口腔内容易滋生细菌，尤其是厌氧菌，其分解产生了硫化物，发出腐败的味道，而产生口臭。

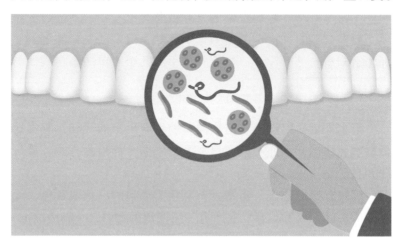

二、胃肠道疾病，如消化性溃疡、慢性胃炎、功能性消化不良等，都可能伴有口臭。近年来，我们还发现，导致许多胃疾病的幽门螺旋杆菌感染者，其口臭发生率明显高于未感染者，而根治幽门螺旋杆菌后，口臭症状明显减轻。原因可能是幽门螺旋杆菌感染直接产生硫化物，引起口臭。

三、吸烟、饮酒、喝咖啡以及经常吃葱、蒜、韭菜等辛辣刺激食品，或嗜好臭豆腐、鸡蛋等具有臭味食物的人，也易发生口臭。

四、节食减肥，或因病不能进食，或老年人的唾液腺功能降低、妇女在月经期间出现内分泌紊乱而导致唾液分泌减少，有利于厌氧菌生长，因此发生口臭。

五、少女口臭。有些处于青春发育期的女性，卵巢功能不全，性激素水平较低时，口腔组织抵抗力下降，容易感染病菌从而产生口臭

六、能使唾液分泌减少的药物，如某些镇静药、降血压药、阿托品类药、利尿药以及具有温补作用的中药等。

七、糖尿病酮症酸中毒、肝昏迷患者，以及一些呼吸道疾病如支气管炎、支气管扩张、鼻窦炎、咽喉炎、扁桃体炎、肺囊肿等，亦可能引发口臭。

八、长期的便秘，会因体内产生的有害物质不能及时排出，被吸收而引起口臭以及腹胀、食欲减退、易怒等自体中毒症状。

九、晚餐太"重"，吃得过饱或进食肉类、油腻食物比重过大，或辛热刺激性调料用量过大，浓香有余、清淡不足，晚餐距睡眠时间过短，睡觉时胃中还存留着过多食物，等等。

  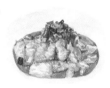 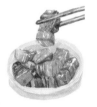

十、心理压力过大，经常性的精神紧张导致身体副交感神经处于兴奋状态，反射性地出现消化腺尤其是唾液腺分泌减少，导致口干，从而有利于厌氧菌生长，而产生口臭。

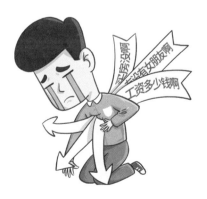

祛除口臭的饮食小秘方

1.海带：可以消除口臭。

近年研究发现，在海带中存在高效的消除臭味的物质，其消臭的效果是现有口臭抑制物黄酮类化合物的 3 倍，因此患有口臭的人常食海带有消除口臭作用。

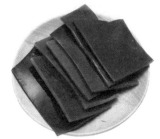

2.黄瓜粥：专治肝火盛或内湿引致的舌干口臭。材料：黄瓜 50g，大米 100g。

做法：黄瓜去皮切片与大米同煮粥，随意服食。

3.咸鱼头豆腐汤：咸鱼头味甘兼具清热作用，而豆腐性凉有清热解毒之效，对于口腔溃烂、牙龈肿痛、口臭及便秘等都甚有功效。材料：咸鱼头 1 个，豆腐数块，生姜 1 片。

做法：洗净所有材料，咸鱼头斩件稍煎后与生姜同放入煲内，加入适量清水，用猛火烧开约半小时后，放入豆腐再沸腾20 分钟便可。方法简便，材料易得，效果好，不妨一试哦。

4.生芦根粥：专治舌干或牙龈肿烂造成的口臭。材料：芦根 30g，大米 50g。

做法：芦根洗净后，放入煲内加入适量清水，大火煮 15分钟去渣留汁，加入米煮成粥，每日 1 剂，宜每早空腹服用，约 5 剂见效。

口腔疾病有可能诱发心血管疾病

冠心病发病诱因有很多，但很多朋友没有把口腔疾病与冠心病联想到一起。有研究表明，无症状牙齿评分系统反映的口腔卫生差与冠心病有关。

五种口腔疾病应警惕

使用对数回归模式分析，研究人员认为在无症状牙齿评分系统中包括五种口腔疾病应该作为心脏病危险预后因素。冠心病最易发现的预兆是牙冠周炎，其次是牙根残留和牙龈炎，再者就是龋齿和缺齿。

口腔疾病为什么会诱发冠心病

这是因为人的口腔中藏匿着上百种细菌和病毒，其中有一些对人体健康危害很大。如果不注意口腔卫生，从不刷牙或很少刷牙，就有可能罹患某些口腔疾病，例如龋齿、牙周炎和牙龈出血等。在这种情况下常常会有一定数量的细菌或病毒反复进入血流，

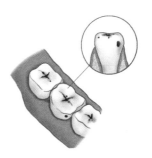

而这些病原微生物进入血流，就有可能依附在冠状动脉壁上，对血管内皮细胞造成损害，引起或加重粥样斑块不稳定，容易导致冠状动脉硬化、痉挛、狭窄，甚至引起阻塞而诱发心肌梗死。

另外，藏匿于口腔的细菌、病毒及其产生的毒素进入血液，还会增加血液黏稠度，造成机体凝血机能异常，促使血栓形成，成为急性心肌梗死发作的又一重要诱因。

种植牙给您带来的全新概念

单牙缺失

不必磨损两侧健康牙齿来固定假牙，利用人工牙根固定假牙。

多牙缺失

种植牙是缺牙修复的最好选择，如果您的骨质条件和经济状况允许，缺多少颗牙就可以种多少颗牙，也可以只种几颗人工牙根做桥基。采用种植固定桥，避免了磨除健康牙来做固定桥或活动义齿修复带来的不舒适性、欠美观性和低咀嚼效率等问题。

全口牙缺失（有两种修复方式）

① 种植固定义齿：如果您的经济能力、颌骨条件和身体状况允许，可以尽可能多种几颗人工牙根，采用人工牙根支持的固定义齿修复（上颌最少需要 6 颗人工牙根，下颌最少需要 4 颗人工牙根），种植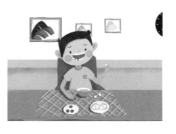固定义齿方便稳固、咀嚼效率高，对于条件好的患者，其修复效果达到或接近天然牙列。

②种植覆盖义齿：如果您的经济能力有限，牙槽骨严重萎缩而无法种植足够多的人工牙根支持全口固定义齿；或需要用假牙基托恢复正常的脸形；咬合关系不良；身体状况较差，无法耐受较长时间的手术，则可减少植入人工牙根数量，在下颌植入 4 颗，上颌植入 4 颗，采用种植覆盖义齿修复。种植覆盖义齿有传统活动义齿无法比拟的固位力稳固性和美观效果，且经济实用。

口腔种植牙你了解吗

口腔种植牙是种植体植入牙槽骨内或置入牙槽骨表面用以支持或固定义齿的装置，也就是通过手术的方法将种植体植入牙槽骨，并使之与牙槽骨整合，在此基础上完成人工牙的修复，以恢复缺失牙的外形和功能，达到治疗的目的。

1.种植牙有哪些优点？

种植牙外形逼真、美观、稳固、卫生，特别是咀嚼功能恢复极好，被誉为继乳牙、恒牙之后人类的第三副牙齿。它不采用磨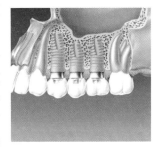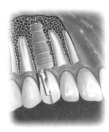削相邻天然牙来固定假牙的方法，因而不损伤邻牙。

2.任何类型牙缺失都可以种植吗？

可以。无论是单个、多个，还是全口牙缺失都可以种植。

3.做种植牙有何限制？

对心脏病、血液病、糖尿病、甲状腺功能障碍和癫痫等患者视病情轻重和疾病控制情况而定，除十六岁以下患儿因其牙床尚未发育完全不宜外，其他均可做种植牙。

4.种植牙会痛吗？种植牙材料对身体有害吗？

手术是在局麻下进行，术中和术后不会有明显的疼痛。若有疼痛，当天服止痛药即可，无须住院，对全身影响不大，一般不影响正常工作。经30多年的临床检验未发现种植材料对人体造成任何伤害。

可能导致耳聋的外耳、
中耳常见疾病

⊙先天性小耳及外耳道闭锁

⊙慢性、急性化脓性中耳炎

⊙分泌性中耳炎

⊙耵聍栓塞

⊙外耳道异物

⊙外耳道炎

⊙鼓膜外伤

可导致耳聋的疾病有耵聍栓塞、外耳道闭锁、外耳道炎症、外耳道异物、鼓膜外伤、中耳炎等，外耳、中耳疾病患者，大多可以通过药物、手术治疗，从而部分或完全恢复听力。

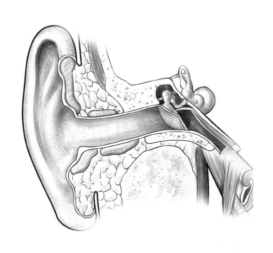

老年性耳聋患者　生活质量能提高吗

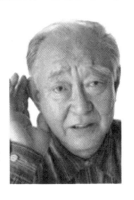

听得见声音，却听不清楚别人讲话的内容；只知道对方在说话，却经常要求他人重复说话，常听错他人说的话；电视声音变成嗡嗡嗡模糊的声音，只能把电视音量越开越大；和人交谈总是习惯将头一侧转向讲话者或身体前倾……

当出现以上问题时，你的听力可能发生障碍了。且不可听之任之，或不承认自己耳聋。

随着年龄增长，尤其是 50 岁以后，人体各个器官都开始有不同程度的衰老，这实际上是一个正常的生理过程。研究表明，40 岁后耳蜗基底膜、听觉细胞和听神经开始老化、萎缩，很容易发生老年性耳聋。让老年人改善听力的办法，是佩戴合适的助听器。验配助听器前，必须由专业医生进行全面的检查，根据本人的听力受损程度，选择适合的助听器。千万不可自行选购，随意佩戴，以免损害残存的听力。

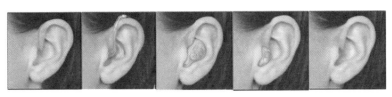

| 迷你（CRT） | 传统耳背机 | 全耳甲腔 | 耳道式 | 深耳道式 |

治疗突发性耳聋 越早越好！

突发性耳聋，即突然发生的原因不明的感音神经性听力下降。据资料统计，我国每 5000 人中就有一个人会发生突发性耳聋。突发性耳聋的发病原因和病理，至今还不是很清楚，但多数人的发病与劳累、紧张、焦虑、情绪激动、过度饮酒、感冒、失眠等有关，大多数学者认为突发性耳聋，可能由内耳微循环障碍、病毒感染及变态反应等因素引起。现代人，尤其是中青年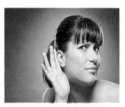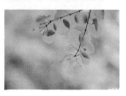群体，生活节奏快，工作和学习紧张，心理压力大，突发性耳聋的发病率也随之升高。有报道称，睡眠长期少于 7 小时者，易发生突发性耳聋。

突发性耳聋的症状

常表现为突然发生的耳聋、耳鸣，耳周围有沉重感、麻木感，或伴眩晕、恶心呕吐，治疗有效率为 70%—80%。在此特别提醒大家，一旦发生突发性耳聋，一定要尽快到医院接受专业治疗，治疗越早，疗效越好！

如何预防突发性耳聋

预防突发性耳聋，平时要较少熬夜，熬夜会对听觉细胞造成不利的影响，控制好病情比如高血糖或者高血压，要锻炼身体，增强体质，以减少病毒侵犯的机会；合理地安排饮食和生活起居，防止动脉硬化及其他心脑血管疾病；注意控制好自己的情绪，避免过度劳累及精神过度紧张，禁烟、戒酒。

怎样选择合适的助听器

深耳道式（CIC）
世界上最小的助听器，灵敏度高，
听电话自如，内部线路多样。

耳道式 (ITC)
体积小，声音清晰，内部线路多样。

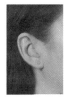

耳内式（ITE）
紧贴耳甲腔，功率强劲，内部线路
多样。

耳背式 (BTE)
挂在耳朵后面，需配耳模。内部线
路多样，尤适合幼儿和手活动不便的老
人。

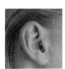

迷你耳背式（MIN BTE）
轻便、舒适、较隐蔽，功率大。

盒式（BW）
简单、经济，适合老年人佩戴。

验配助听器注意事项

1. 必须由专业医生进行全面检查后，在正规的医院或验配中心选配，而不能随便买一个，以免损害残存的听力。

2. 每个人对声音的感受不同，学习、生活和工作的环境也不同，故选择助听器时，应考虑个人独特的助听需求。

3. 若双耳都有耳聋，应双耳配戴，因为双耳聆听能帮助您分辨方向，在噪声环境中听清更多的语音，接受从各方位发出的声音，具有立体声效果，并能帮助儿童学习语言。

4. 助听器能改善目前听觉状况，但无法恢复到原有的听力水平，特别是有些听觉分辨能力差的老年人，要有一个比较现实的期望值。

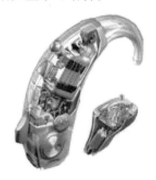

5. 适应助听器需要一定的时间，像习惯戴眼镜一样，你需要经过一段时间的磨合和学习。越早佩戴助听器，所需要的适应期越短。

6. 需坚持长期配戴助听器，持久的耐心与努力，是决定您适应助听器的关键所在。

7. 助听器需注意防潮、防震、防尘，可定期进行保养维护。

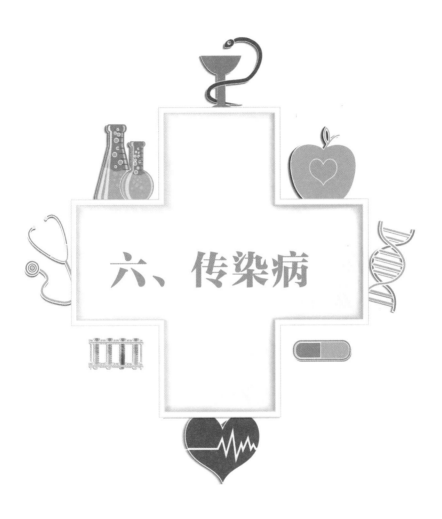

六、传染病

如何预防呼吸道传染病

如何保护自己，预防呼吸道传染病？

1. 注意个人卫生，勤洗手，尤其是在咳嗽或打喷嚏后要洗手。

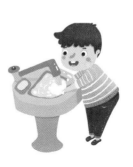

2. 避免前往人群拥挤的场所，保持室内通风，包括家庭和办公室。

3. 注意日常礼节，咳嗽或打喷嚏时用纸巾遮住口鼻，用过的纸巾要立即丢进垃圾桶。

4. 避免与看起来身体不适或有发热和咳嗽症状的人密切接触。与流感患者接触时应尽量戴口罩，并保持 1 米以上的距离。

5. 经常和彻底地用肥皂和水清洗双手。倡导保持健康行为，如充足睡眠、合理营养、锻炼身体等。

6. 5 岁以下、孕妇、65 岁以上及有高血压、糖尿病，心脑血管等基础性疾病的人群，一旦出现以上症状要及时就诊。

如果出现流感样症状，如感觉身体不适，发烧，咳嗽和（或）喉咙痛，应该怎么办？

1. 及时到医院就医。

2. 减少与其他人的接触：使用口罩，或与其他人保持一定的距离。

3. 尽可能待在家中，不要上班、上学或去人多的地方。

4. 休息并大量饮水。

5. 咳嗽和打喷嚏时用一次性纸巾掩住口鼻，并适当处理用过的纸巾。

6. 经常、彻底地用肥皂和水清洗双手，特别是在咳嗽或打喷嚏之后。

远离肺结核　让呼吸更健康

什么是肺结核

结核病是一种由结核杆菌引起的慢性传染病。结核病可以发生在身体的任何部位，最常见的是肺结核。

肺结核的主要症状

肺结核的主要症状是咳嗽、咳痰、痰中带血、午后低烧、胸痛、食欲不振、疲乏和消瘦。

什么情况易患肺结核

营养不良、过度劳累；生活不安定、居住拥挤、空气不流通；使用某些药物时，如皮质激素类、免疫抑制剂等；患某些疾病，如艾滋病、尘肺病等。

肺结核的危害

肺结核是传染性疾病，如果不及时治疗，会造成肺的损伤，影响工作、生活，严重的甚至会危及生命；同时还有可能传染给亲人和朋友。如果得了肺结核没有按疗程完成正规治疗，极有可能转化为难治的耐药结核。

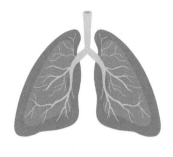

肠道传染病预防知识

什么是肠道传染病

肠道传染病是一组经消化道传播的疾病。常见的主要有伤寒、副伤寒、菌痢、霍乱、甲型肝炎、细菌性食物中毒等。

肠道传染病是怎样传播流行的

传播途径：在肠道传染病患者的粪便和呕吐物中，携有大量病原体。病原体通过患者的排泄物排出体外，污染水、食物及手，或通过苍蝇等媒介传染给健康人，使健康人得病。

发病季节：肠道传染病一年四季均可发病，但主要集中在每年5月至10月，此期间感染的病例更多。

肠道传染病常见的临床症状

肠道传染病常见的症状有腹泻、呕吐或腹痛。但不同病的症状各不相同，如霍乱以剧烈的无痛性水样腹泻为特征；甲肝则感疲倦、食欲不振及有黄疸；痢疾以腹泻、腹痛、里急后重和黏液受脓血便为特征；轮状病毒主要侵袭婴幼儿；伤寒则以持续性高热、相对缓脉、脾肿大、玫瑰疹与白细胞减少为特征，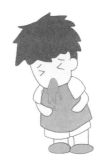在成人中便秘较腹泻多见。多数患者病情较轻，一般会自然痊愈，但部分较严重的患者可能会出现脱水，治疗不及时或不适当会导致死亡，因此腹泻严重的病人要及时就诊，不应自行购买药物服用。

乙肝母婴阻断——我们在行动

我国肝炎防治取得了举世瞩目的成就，但肝炎流行形势依然严峻，乙肝表面抗原携带者人数仍为全球最多；针对高病毒载量乙肝孕妇所生婴儿受到乙肝病毒的感染，中国肝炎防治基金会发起的"乙肝母婴零传播工程"项目对新生儿进行乙肝联合免疫基础上，对乙肝高病毒水平的孕妇结合妊娠晚期进行抗病毒药物干预。

如何做到乙肝母婴阻断

1. 孕期监测问题

乙肝携带孕妇在怀孕后应定期监测肝功能及乙肝 DNA。乙肝病毒的水平越高，传染性越强。如孕期有肝炎活动，应及时就诊；孕间监测到乙肝病毒复制较高，或有一胎感染史者，母婴传播风险都高，一定要服从医生抗病毒药物的干预。孕妇使用这些药物是安全的，不会对孕妇和胎儿产生不良影响。

2. 分娩方式问题

乙肝妈妈完全可以顺产，剖宫产不能降低母婴传播风险。

3. 新生儿管理问题

乙肝孕妇所生新生儿应该在 7—8 月龄时进行抽血，检查乙肝三系，判断母婴阻断效果。7—8 月婴儿是在接种第 3 针乙肝疫苗后的 1—2 个月，这时是小孩抗体最强的时候，这个时候如果还没有抗体，则需要及时再打乙肝疫苗，促进抗体尽早产生。

4. 母乳喂养问题

新生儿在出生 12 小时内注射乙肝免疫球蛋白和乙肝疫苗后，可以正常母乳喂养；如果母亲乳头皲裂渗血、新生儿口腔溃疡、黏膜明显，需要暂停母乳；产后仍在服用替诺福韦者，也同样可以母乳喂养。

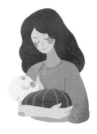

关于丙肝那些你不知道的事儿

日常生活中，人们听到最多的或许是"乙肝"，而对"乙肝"的兄弟——丙肝，大多数人都感到比较陌生，但其实我们身边的丙肝患者也不在少数，目前全国约有980万丙肝感染者。

丙肝的发展虽然让人很难察觉，但这个杀手却像是埋在体内的一颗定时炸弹，随时可能"一鸣惊人"，让人们措手不及。

那么，如何知道自己得了丙肝呢？

丙肝的诊断主要依靠丙肝抗体及丙肝病毒RNA。丙肝病毒RNA，是表示体内感染丙肝的直接指标。在感染初期对于高危人群，应当定期复查丙肝抗体和丙肝病毒RNA，只要丙肝病毒RNA阳性，即可确诊丙肝现症感染；对于丙肝抗体阳性，RNA阴性的患者，需要3—6个月后再次复查RNA，避免假阴性。因此只需要到医院做一个简单的血液检查，就能及早发现丙肝，为这场打倒丙肝的战斗吹响第一声冲锋号！

目前公认的传播途径有：输血和血液制品传播，包括不洁采血、输血以及血液透析等；经破损的皮肤和黏膜传播，主要是静脉注射毒品，使用非一次性注射器和针头、未经严格消毒的牙科器械、内镜、侵袭性操作和针刺等也是经皮传播的重要途径，共用剃须刀、牙刷、文身和穿耳环孔是丙肝潜在的经血传播方式；母婴及性传播；还有15%—30%的患者传播途径尚不明确。

此外，接吻、拥抱、打喷嚏、咳嗽、共用餐具和水杯，无皮肤破损及其他无血液暴露的接触一般不传播丙肝。

有种肝炎可能是吃出来的

如今外卖盛行，人们常说"病从口入"，外卖食品就成为一个隐患。这不，吃出来的肝病患者——急性戊型病毒性肝炎。

什么是戊型肝炎

戊型肝炎是戊型肝炎病毒（HEV）感染引起的病毒性肝炎，呈世界性流行，我国是高地方性流行地区。

哪些人容易感染戊肝？

人群普遍易感。戊肝一般表现为急性自限性，但孕妇、年老体弱患者、慢性肝病患者感染后易发生肝衰竭，导致比较严重的后果；一些免疫抑制的人群，可能产生慢性的感染。

戊肝的传播途径

1. 消化道传播，这是最常见的传播途径。
2. 日常生活接触传播，与戊肝患者或隐性感染者密切接触。
3. 血液传播，如输血等。
4. 母婴垂直传播。

怎么远离戊肝

1. 保持良好卫生习惯，勤洗手。
2. 安全饮食，尽量不吃未煮熟食物或生食海鲜。
3. 隔离患者，正确处理患者粪便。
4. 接种戊肝疫苗。

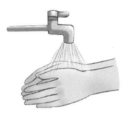

你了解性病吗

性病是指以性行为作为主要传播途径的一组传染病,主要包括艾滋病、梅毒、淋病、生殖道沙眼衣原体感染、尖锐湿疣、生殖器疱疹等。传染源是性病患者和无症状感染者。性病除通过性接触传播外,还可以通过母婴、血液及污染的生活用具传播,一般日常接触,如与性病患者握手、拥抱、进食等不会感染性病。

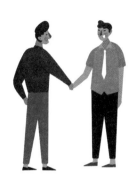

性病对人体健康的危害性大,传染性强,能引起各种并发症和后遗症,如不孕、异位妊娠、早产、流产和死胎等,还可以引起新生儿和儿童的感染等。

常见性病

1. 梅毒:梅毒是由梅毒螺旋体引起的一种慢性、全身性的性传播疾病,可通过胎盘直接传染给下一代。

2. 淋病:淋病由淋球菌感染引起,男性主要表现为尿道口有脓性分泌物,并有尿频、尿痛、尿道不适、尿道内瘙痒等症状;女性主要引起宫颈炎,表现为阴道分泌物增多,颜色发黄、有异味等。

3. 生殖道沙眼衣原体感染:生殖道沙眼衣原体感染由沙眼衣原体引起,男性常见尿道稀薄分泌物,并有尿痛、尿道不适、尿道内瘙痒等症状;女性可见阴道分泌物异常,非月经期或性交后有出血现象,也可表现为无症状。

4. 尖锐湿疣:由人乳头瘤病毒引起,主要表现为生殖器和肛门部位的乳头状、鸡冠状、菜花状或团块状的增生物。

5. 生殖器疱疹:生殖器疱疹由单纯疱疹病毒引起,经常呈慢性反复发作。主要表现为生殖器及肛周部位的小水疱,破溃形成糜烂或溃疡,自觉疼痛、瘙痒、烧灼感。

如何预防性病

性病主要是通过性接触传播的，包括淋病、梅毒、生殖器疱疹、尖锐湿疣、生殖道沙眼衣原体感染，艾滋病病毒也可以通过性行为传播，但有些性病也可以通过间接传播，在生殖器官局部有破损的情况下，接触了被患者污染的物品，也有可能被间接传染，比如生殖器疱疹、尖锐湿疣。避免高危性行为，洁身自爱、避免多性伴等危险行为；性生活时正确使用质量可靠的安全套能有效预防性病；提倡婚前、产前检查梅毒，一旦发现感染及时治疗。

以下方法不能预防性病：

1.性交前后洗澡，阴道冲洗及服用抗生素都不能预防性病。

2.生殖器部位看起来干净或没有异常不一定就表示没有感染性病。

3.定期服用抗生素或阴道局部用药，不仅不能预防性病，还会产生耐药性。

4.体外射精或射精前戴上安全套不能预防性病。

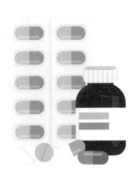

远离梅毒　维护健康

梅毒是一种由梅毒螺旋体引起的性病，主要经过性接触传播，近些年梅毒发病呈上升态势，母婴传播也有升高趋势，间接接触传播较为少见。

经皮肤黏膜传播的梅毒称为获得性梅毒，经胎盘传播的梅毒称为胎梅毒。获得性梅毒及胎梅毒又分为早期梅毒和晚期梅毒，早期梅毒病程在两年以内，晚期梅毒病程大于或等于两年。获得性梅毒又分为一期梅毒、二期梅毒和三期梅毒。潜伏期梅毒临床上没有症状与体征，但梅毒血清反应呈阳性。

获得性梅毒潜伏期2—3周。早期在外生殖部位出现硬结性溃疡，又称硬下疳。硬下疳消退后3—4周可出现各种二期梅毒，多呈古铜色，洗浴后更明显。二期梅毒疹也会自行消退，但会复发成二期复发梅毒。三期梅毒发生于感染后2年，主要表现为皮肤黏膜树胶样肿、骨三期梅毒、近关节结节、内脏梅毒、心血管梅毒及神经梅毒。

早期胎传梅毒发生于2岁之前，半数有浅表淋巴结肿大、肝脾肿大及贫血等，可伴有梅毒性鼻炎、骨软骨炎、肾病、肺部及脑膜受累、指（趾）炎及视网膜炎等，可有神经梅毒、骨关节梅毒及牙齿受累，也可有皮肤黏膜树胶样肿等表现。

硬下疳、扁平湿疣及黏膜损害容易检出梅毒螺旋体。

梅毒预防和治疗后随访

预防梅毒必须做到

1.遵循预防性病四要点,正确使用安全套。

2.患病期间用过的内衣、内裤、剃须刀、牙杯及牙刷应及时煮沸消毒;浴缸及马桶应用时用双氧水或75%酒精擦拭消毒。

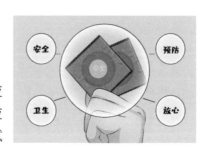

3.病情活动期应禁止性生活,恢复期性生活应使用避孕套。

4.妊娠期梅毒应及时治疗并做好随访工作,以防发生胎传梅毒。

治疗后随访观察

早期梅毒治疗后第一年每3个月复查一次,以后每半年复查一次,连续观察2—3年;晚期梅毒治疗后可同早期梅毒,但应连续观察3年;妊娠梅毒治疗后每月复查一次梅毒血清学反应,直到分娩;分娩后的随访观察同其他同期梅毒。

梅毒经规范治疗后,活动性损害愈合及症状消失为临床治愈;完成疗程2年内RPR由阳性转为阴性、脑脊液检查阴性为血清学治愈。

治疗注意事项

首次用药后数小时内,可能出现发热、头痛、关节痛、恶心、呕吐、梅毒疹加剧等情况,属吉海反应,症状多会在24小时内缓解。为了预防发生吉海反应,青霉素可由小剂量开始逐渐增加到正常量,对神经梅毒及心血管梅毒可以在治疗前给予一个短疗程泼尼松,分次给药,抗梅治疗后2—4天逐渐停用。

携手抗艾　重在预防

1. 艾滋病是一种病死率极高的严重传染病，目前还没有治愈的方法和药物，但完全可以预防。HIV 在人体内可以潜伏 10 年或以上，其间受感染者全无症状，但可能感染其他人。

2. 艾滋病主要通过性、血液和母婴三种途径传播。

3. 与艾滋病感染者及患者的日常工作、生活接触不会感染艾滋病。HIV 十分脆弱，离开人体后很快死亡。

4. 洁身自爱，遵守性道德是预防经性途径传染艾滋病的根本。

5. 正确使用避孕套不仅能避孕，还能降低感染艾滋病、性病的风险。

6. 及早治愈性病可减少感染艾滋病的风险。

7. 共用注射器吸毒是传播艾滋病的重要途径，请珍爱生命，拒绝毒品。

8. 避免不必要的输血和注射，使用经艾滋病病毒抗体检测合格的血液制品。感染 HIV 后，血液中会产生抗体，前 3 个月可能因为抗体数量小而无法检测出来。愈早发现，愈早接受治疗，病情控制的效果就愈理想。

9. 关心、帮助和不歧视艾滋病感染者及患者是预防与控制艾滋病的关键。

10. 艾滋病威胁着每一个人和每一个家庭，预防艾滋病是全社会共同的责任。

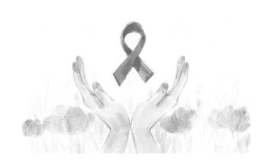

预防艾滋病　人人需知晓

艾滋病是由艾滋病病毒引起的严重威胁人类健康的慢性传染性疾病，艾滋病会破坏全身的免疫系统，引起肠炎、肺炎、脑炎、恶性肿瘤等多种疾病，直至全身衰竭而死亡。

艾滋病完全可以预防，目前已有药物可以治疗，但无法痊愈。

老年男性人群感染艾滋病主要是通过婚外异性性接触，也有一部分因男男同性性行为引起，而老年女性人群感染主要是通过婚内性行为引起。

频繁更换性伴、感染性病等会大大增加感染艾滋病的风险。

性行为前后用湿纸巾或者肥皂水清洗阴茎和阴道以及用酒精或醋浸或擦洗生殖器不能预防艾滋病、性病。

每次发生性行为时全程使用安全套可以有效预防艾滋病和性病。

曾经发生过婚外性行为、男男同性性行为，或者怀疑配偶有婚外性行为，即便没有症状，也应该去做艾滋病检测。

各级疾病预防控制中心、部分综合性医院和社区卫生服务机构提供免费的艾滋病检测，并有严格的保密制度。

国家对艾滋病感染者和患者有严格的保密规定，包括不得公开或泄露任何个人及家属的身份信息。

接受艾滋病性病诊断和治疗要到正规的医院和疾控中心，不要到街边、个体和一些无性病诊疗资格的民营医院就诊，也不要自行买药治疗。

及早接受治疗检测可以及时发现感染艾滋病，并在早期接受治疗，控制病毒对身体的进一步破坏。

国家提供免费的艾滋病抗病毒治疗，积极的治疗可使感染者和患者活到与正常人一样的寿命。

接种 HPV 疫苗的那些困惑

1. HPV 和癌症是什么关系？是不是感染上病毒就会得宫颈癌？

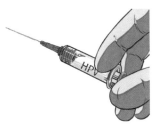

HPV 是"人乳头状瘤病毒"英文名字的缩写，HPV 家族中有 100 多个成员，其中部分和恶性肿瘤关系密切，被称为高危型 HPV。有性生活的妇女一生中感染过一种 HPV 的可能性高达 40%—80%。 但是超过 80% 的 HPV 感染 8 个月内会自然清除，只有少数持续高危型 HPV 感染 2 年以上才有可能致癌。在持续感染的人中，又只有少数人会发展成宫颈癌前病变，后者中又只有极少数人会发展成癌。所以，对大多数人而言，感染了 HPV 病毒，就像"宫颈得了一场感冒"，不用过于紧张害怕。

2. 接种疫苗会不会感染病毒？

HPV 疫苗是全球第一个用于预防肿瘤的疫苗，人类首次尝试通过疫苗消灭一种癌症。这种疫苗是利用病毒上的一种特别的蛋白质外壳，来引发人体的免疫力。所以疫苗本身不是病毒，是蛋白，没有病毒的功能，不会造成病毒感染。

3. 九价 HPV 疫苗使用的禁忌证是什么？

对九价 HPV 疫苗或四价 HPV 疫苗的活性成分或任何辅料成分有超敏反应者禁用；注射九价 HPV 疫苗或四价 HPV 疫苗后有超敏反应症状者，不应再次接种。

5. 什么样的人群适合接种疫苗？

HPV 疫苗接种最好是在女性有第一次实质性性接触之前。二价疫苗的推荐接种年龄为 9—25 岁，四价疫苗的推荐接种年龄是 20—45 岁，九价 HPV 疫苗适用于 16—26 岁的女性。疫苗通常分 3 次注射给药，共 6 个月。二价疫苗是第 0、1、6 个月给药；四价疫苗是第 0、2、6 个月给药。

6. 孕妇和哺乳期女性可以接种吗？接种疫苗后怀孕怎么办？

目前还没有孕妇和哺乳期妇女中的相关数据，暂时不推荐孕妇和哺乳期妇女接种宫颈癌疫苗。其实 HPV 的危害并没有想象的那么大，这部分女性可以等一段时间，等胎儿出生和断奶后再接种 HPV 疫苗也不迟。

目前没有发现疫苗对胎儿有不利影响。所以，在疫苗接种的 6 个月内如果意外怀孕，可以严密观察继续怀孕。

7. 没有性生活的女性接种效果更好吗？

即使没有性生活，照样可以接种疫苗。以前的观点认为，女性有性生活后，被 HPV 感染的机会急剧增加。考虑到投入收益比，没有性生活的女性收益更高而已。

8. 男性是否可以接种该疫苗？

尽管理论上男性接种 HPV 疫苗有用，但目前还没有明确证据显示男性接种 HPV 疫苗对性伴侣宫颈癌的预防有多大作用，倒是可以预防男性生殖器疣，它也是 HPV 引发的性病。

9. 疫苗能管用多少年？

目前还不完全清楚。北欧的研究显示，接种后 10 年的保护能力是没有问题的。数学家建立过一个数学模型，显示接种后 50 年的保护能力也没有问题。因此，可以这么说，接种后保护能力维持 10 年是一个结论，而 50 年是一个推论，正确与否，需要时间检验。

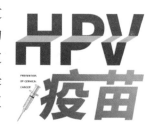

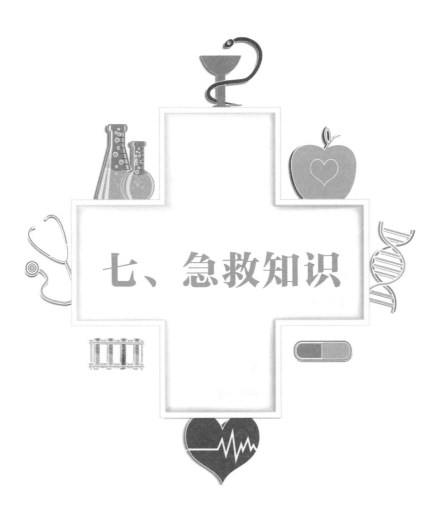

七、急救知识

时间就是生命——正确进行心肺复苏术

心肺复苏术（CPR）：是针对呼吸心跳骤停的急症危重患者所采取的胸外按压、人工呼吸等抢救关键措施。

为什么需要做心肺复苏术

心搏骤停一旦发生，如得不到即刻及时的抢救复苏，4—6分钟后会造成患者脑部和其他人体重要器官组织的不可逆的损害，因此心搏骤停后的心肺复苏必须在现场立即进行。

当遇到人晕倒，无意识时，我们应该怎么做

Step 1：评估

发现有人突然倒地，在环境安全、自我防护做好的情况下迅速判断伤员意识。双手拍打患者的肩膀并且呼叫患者（双耳）。

Step 2：呼救

若病人无意识或无呼吸，要高声呼救："快来人啊，有人晕倒了。"接着打 120 求救，立即进行心肺复苏术。

大多数区域的急救中心接线员都能指导你正确进行心肺复苏。

Step 3：安置体位

将病人仰卧位放在坚实的硬平面上，翻转时注意承托头部。

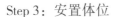

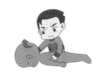

Step 4：判断颈动脉搏动

Ⅰ.颈动脉位置：一手食指和中指并拢，置于患者气管正中部位，男性可先触及喉结然后向一旁滑移 2—3cm，至胸锁乳突肌内侧缘凹

陷处。

Ⅱ. 评估 5—10 秒，如 5 秒不能确定动脉搏动，开始胸外按压。

Step 5：胸外按压

双手掌根重叠，手臂挺直，在伤员胸部正中乳头连线中点垂直向下按压。按压深度使胸骨至少下陷 5cm。频率至少 100 次 / 分，连续按压 30 次。

Step 6：保持呼吸道通畅

按压 30 次后，取出口内异物，清除分泌物。用一手推前额使头部尽量后仰，同时另一手将下颏向上方抬起。注意：不要压到喉部及颏下软组织。

Step 7 ：人工呼吸

保持压额抬颏手法，用压住额头的手以拇指食指捏住患者鼻孔，张口罩紧患者口唇吹气，同时用眼角注视患者的胸廓，胸廓膨起为有效。待胸廓下降，吹第二口气。

如果不会，请持续胸外按压。

持续进行直至专业救护人员到场。

注意：

此方法多用于成人患者， 对于失去反应的婴儿和儿童或溺水、外伤、呼吸道梗阻或窒息等情况下不建议进行。

我骨折了，应该怎么办

骨折通常分为闭合性和开放性两大类。

闭合性骨折指皮肤软组织相对完整，骨折端尚未和外界连通。开放性骨折则是指骨折有伤口，骨折端已与外界连通。全身各个部位都可发生骨折，但最常见的还是四肢骨折。

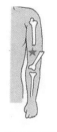 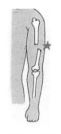

开放性骨折　　　闭锁性骨折

如何判断是否骨折

外伤后轻微触碰受伤的部位，若拒绝触摸，表情异常痛苦且受伤的关节活动受限，受伤的部位肿胀或异常的折角、隆起、青紫、淤青等可初步判断为有骨折。

我骨折了，应该怎么办

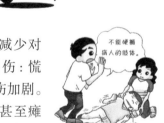

Step 1：求救

拨打 120 求救。

Step 2：减少移动

一旦怀疑有骨折或脱臼，尽量减少对受伤身体部分的移动。避免二次损伤：慌忙挪动受伤部位，导致骨折部位损伤加剧。严重时可能造成神经、血管损伤，甚至瘫痪，难以治疗。

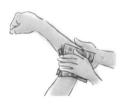

Step3：处理伤口

有出血可用消毒纱布压迫包扎止血，保护伤口。 如为轻度无伤口骨折，尚未肿胀时，有条件的情况下，应先进行冷敷处理，使用冰水、冰块敷住骨折部位防止肿胀。

发现有人骨折了，怎么办

Step 1：抢救生命

首先抢救生命，如患者处于休克状态中，应以抗休克为首要任务；发现伤员心跳、呼吸已经停止或濒于停止，应立即进行胸外心脏按压和人工呼吸。

Step 2：处理伤口

应立即封闭伤口。最好用清洁、干净的布片、衣物覆盖伤口，再用布带包扎；包扎时，不宜过紧，也不宜过松，以防伤口继续被污染。

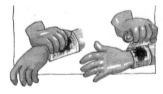

用纱布直接裹伤口贴着　　用绷带将伤处包扎好

Step 3：简单固定

及时正确地固定断肢，可就地取材，如木棍、板条、树枝、手杖或硬纸板等都可作为固定器材，其长短以固定住骨折处上下两个关节为准。

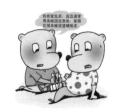

骨折发生后，应迅速使用夹板固定患处。案情可用木板或硬纸板做成。

Step4：安全转运

做完紧急处理后，迅速、安全地转运到医院救治。转运途中要注意动作轻稳，防止震动和碰坏伤肢，以减少伤员的疼痛；注意其保暖和适当的活动。

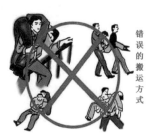

错误的搬运方式

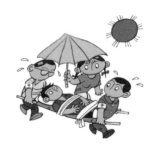

自己溺水，怎么办

溺水的症状因溺水程度而不同。重度的溺水者1分钟内就会出现低血糖症，面呈青紫色，双眼充血，瞳孔散大，困睡不醒。若抢救不及时，4—6分钟内即可死亡，必须争分夺秒地进行现场抢救。切不可急于送医院而失去宝贵的抢救时机。

1. 保持镇定。不要惊慌失措而手脚乱蹬，会使身体下沉更快，迅速引起窒息。

2. 仰泳露鼻。屏住呼吸，放松肢体，尽可能保持头向后仰、面部向上的仰泳体位，使口鼻露出水面，有节奏、缓缓地一吸一呼。

3. 深吸浅呼。呼吸时吸气要深，呼气要浅。因为深吸气时人体比重比水略轻，可浮出水面，呼气时人体比重比水略重。

4. 呼救。稍做休息调整后呼救，保存体力，浮于水面等待救援。若附近无人救援，等体力恢复后游向岸边。

5. 缓解"抽筋"。若肌肉痉挛，用手握住痉挛肢体的远端，反复做屈伸运动。

6. 应对各种抽筋情况。

（1）手指抽筋时：将手握成拳头，然后用力张开，张开后，又迅速握拳，如此反复数次，至解脱为止。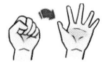

（2）手掌抽筋时：用另一手掌将抽筋手掌用力压向背侧并做振颤动作。

（3）手臂抽筋时：将手握成拳头并尽量曲时，然后再用力伸开，反复数次。

（4）小腿或脚趾抽筋时：用抽筋小腿对侧的手，握住抽筋腿的脚趾，用力向上拉，同时用同侧的手掌压在抽筋小腿的膝盖上，帮助小腿伸直。

（5）大腿抽筋时：使抽筋的大腿与身体呈直角并弯曲膝关节，然后用两手抱着小腿，用力使它贴住大腿并做振颤动作，随即向前伸直。

发现有人溺水怎么办

发现有人溺水，必须争分夺秒地进行现场抢救，切不可急于送医院而失去宝贵的抢救时机。

1. 立即拨打 120。

第一目击者在发现溺水者后要立即将溺水者救上岸，并拨打 120 或附近医院急诊电话请求医疗急救。

2. 保持呼吸道通畅。

立即清除溺水者口鼻淤泥、杂草、呕吐物等，并打开气道，保持呼吸道畅通。

3. 迅速进行控水。

方法是：把溺水者放在斜坡地上，使其头向低处俯卧，压其背部，将水控出。如无斜坡，救护者一腿跪地，另一腿屈膝，将患者腹部横置于屈膝的大腿上，头部下垂，按压其背部，将口、鼻、肺部及胃内积水倒出。

4. 立即进行人工呼吸。

对呼吸已停止的溺水者，应立即进行人工呼吸。方法是：将溺水者仰卧位放置，抢救者一手捏住溺水者的鼻孔，一手掰开溺水者的嘴，深吸一口气，迅速口对口吹气，反复进行，直到恢复呼吸。人工呼吸频率每分钟 16—20 次。

5. 立即心肺复苏抢救。

如呼吸心跳均已停止，应立即做心肺复苏抢救。方法是：抬起溺水者的下巴，保证气道畅通，将一只手的掌根放在另一只手上置于胸骨中段进行心脏按压，垂直方向下压，下压要慢，放松时要快；成人保持至少 100 次 / 分的频率，下压深度为至少 5cm。

发生烫伤怎么办

烧烫伤是生活中常见的意外伤害，沸水、滚粥、热油、热蒸汽的烧烫最常见。对某些烧烫伤，如果处理及时，就不会导致不良的后果。

冲：将伤处冲水或浸于水中，如无法浸水，可用冰湿的布，敷于伤处，直到不痛为止（10—15分钟）。

脱：除去伤处的衣物或饰品，若被粘住了，不可硬脱，可用剪刀小心剪开。

泡：将患处浸泡水中（若有发生颤抖现象，要立刻停止泡水）。

盖：用干净纱布轻轻盖住烧烫伤部位，如果皮肤起水疱，不要任意刺破。

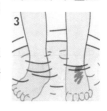

送：送医院，避免用有色药物（碘酊、龙胆紫）涂抹创面，也避免用酱油、牙膏、蜜糖涂抹伤口等土方法，以免增加伤口处理难度。

我们还需要注意的是：

如果是化学制剂引起的烧伤，应迅速脱离污染物，判断是何种药品引起的，有些可以采用流动冷水冲洗，有些应先拭去创面上的化学物质（如干石灰粉），再用流动水冲洗，以避免与水接触后产生大量热，造成创面热力烧伤等进一步损害。冲洗完后可用相应的中和剂，中和时间不宜过久，片刻之后再用流动水冲洗。

烧烫伤后"五不要"

民间有很多对付烫伤的"偏方"，如冰敷，抹牙膏、酱油、盐水等等，但这些方法都是不可取的！

切记以下"五不要"

不要冰敷

烧烫伤后，受损的皮肤已经失去表皮的保护，不可以直接冰敷，以免冻伤。

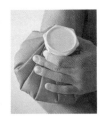

不要抹盐水、牙膏、香油、酱油等

烫伤后涂抹这些介质会给患者带来痛苦，还易使烧伤创面继发感染，并有碍医务人员对伤情的判断和处理。

不要立刻涂抹药膏

涂抹药膏会让热能包覆在皮肤上继续伤害皮肤。立刻冲水降温，才是正确的处理方式。

不要过度磨擦和过度活动

由于疤痕表皮结构和功能不完善，表皮较易受到损害，过度活动可能加重损伤。

不要碰烟、酒及刺激性食物

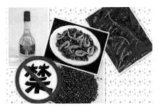

烧伤患者不要吃辛辣刺激的食物，像胡椒、辣椒都不可以吃，也不能吃一些油炸食品。平时可以多吃蛋白含量高的鱼肉、鸡肉等瘦肉类，增加蛋白质的摄入，有利于伤口的愈合；也可以多吃蔬菜和水果，帮助摄入多种维生素。

哪些方法可以止血

创面包扎可以保护伤口，防止进一步污染，减少感染机会；减少出血，预防休克；固定骨折、关节，减轻疼痛，防止损伤进一步加重；保护内脏和血管、神经、肌腱等重要解剖结构；还有利于转运和治疗。

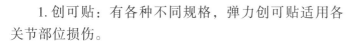

1. 创可贴：有各种不同规格，弹力创可贴适用各关节部位损伤。

2. 直接压迫止血法：适用于较小伤口的出血，用无菌纱布直接压迫伤口处，压迫约 10 分钟。

3. 加压包扎止血法：先用无菌纱布覆盖压迫伤口，再用三角巾或绷带用力包扎，包扎范围应该比伤口稍大。

4. 加垫屈肢法：适用于前臂和小腿的出血。在肘窝、腘窝处加垫（如一卷绷带），然后强力屈曲肘关节、膝关节，再用三角

巾或绷带等缚紧固定。对已有或怀疑有骨折或关节损伤者禁用。

5. 止血带止血法：止血带止血法只适用于四肢大出血，当其他止血法不能止血时才用此法。这里主要介绍布条止血带止血。如：将三角巾折成带状或将其他布带绕伤股一圈，打个蝴蝶结；取一根小棒穿在布带圈内，提起小棒拉紧，将小棒依顺时针方向绞紧，将绞棒一端插入蝴蝶结环内，最后拉紧活结并与另一头打结固定。

6. 当伤口较小，流血又比较少时：我们可以自行先用消毒水进行消毒，然后用创可贴或纱布进行包扎。

如果流血比较多时，我们可以捏住伤手的手指根部指动脉。当伤口较大，流血不止时，我们需要立即拨打 120，求助专业医疗人员。

现场包扎需注意

伤口是细菌侵入人体的门户，如果伤口被细菌污染，可能引起化脓或并发败血症、气性坏疽、破伤风，严重损害健康，甚至危及生命。因此受伤后，如果没有条件做清创手术，在现场要先进行包扎。包扎伤口是最常用、最重要、最基本的急救技术之一。

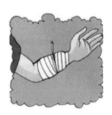

为什么要包扎

创面包扎可以保护伤口，防止进一步污染，减少感染机会；减少出血，预防休克；固定骨折、关节，减轻疼痛，防止损伤进一步加重；保护内脏和血管、神经、肌腱等重要解剖结构；还有利于转运和治疗。

包扎时需要注意什么

1. 尽可能戴上医用手套，用敷料、干净布片、塑料袋、餐巾纸作为隔离层。

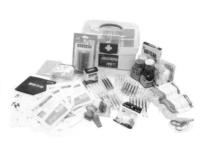

2. 脱去或剪开衣服，暴露伤口，检查伤情。

3. 加盖敷料，封闭伤口，防止污染。

4. 动作要轻巧而迅速，部位要准确，伤口包扎要牢固，松紧适宜。

5. 不要用水冲洗伤口（烧烫伤、化学伤除外）。

6. 不要对嵌有异物或骨折断端外露的伤口直接包扎。

7. 不要在伤口上用消毒剂或药物。

8. 如必须用裸露的手进行伤口处理，应首先用肥皂清洗双手。

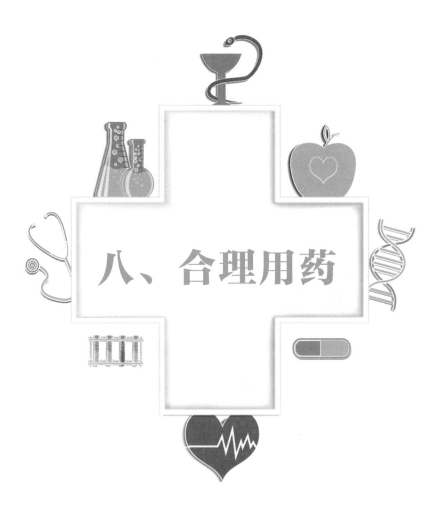

八、合理用药

家庭贮备药品须知

1. 药品最好用原包装物包装，便于识别，便于掌握服用方法、剂量。如无原包装，应选用干净的小瓶干燥后装药，并将药物的名称、服法、剂量等写清楚贴在包装瓶上。

2. 建一张药品明细表，分内服药、外用药两大类，再按药品名、用途、用量、用法、注意事项、失效期等列表，一旦需要即可查表，以保证方便、安全用药。

3. 避光：西药大多是化学制剂，阳光中紫外线能加速药物变质，特别是维生素、抗生素类药物，遇光后都会使颜色加深，药效降低，甚至变成有害的有毒物质。在药房里，可看到许多暗不透光的，如棕褐色、蓝色的磨口瓶，就是为了避光保存药品以免变质。

4. 密封：空气中的氧气能使药物氧化变质。所以，无论是内服药还是外用药，用后一定要盖紧瓶盖，以防药物氧化变质失效。

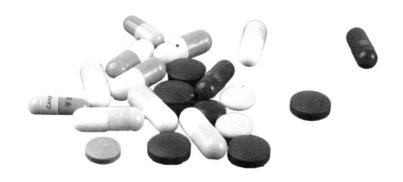

5. 干燥：有些药品极易吸收空气中的水分，而且吸收水分后便开始缓慢分解失效。

6. 阴凉：药物的化学反应随温度的上升而加快，温度上升 10℃，化学反应速度可增加 2—4 倍。因此，药品的存放位置，应选择在家中最凉爽干燥处。部分药品还需要冷藏（2—8℃），如胰岛素等生物制剂。

7. 要经常（一般为 3—6 个月）、定期检查药品是否超过有效期或变质失效。如发现药品超过有效期限，药片变色、松散、潮解、有斑点，胶囊有粘连、开裂，丸药有虫蛀、霉变，糖浆、膏滋类药发霉、发酵、药水混浊沉淀，眼药水混浊有絮状物等情况时，均应及时处理和更换。

8. 药品必须存放在安全可靠的地方，不要让孩子和精神有异常的患者随时拿到，以免偷服、误服发生中毒。家庭用的外用药和消毒、灭蚊、灭蝇药，不可混放，以免发生意外。

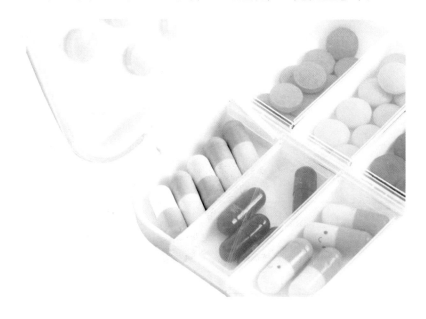

如何保管家庭药箱里的药品

药品通常都须按照说明书中的贮存条件进行保存。说明书中的"常温"是指不超过 30℃；"阴凉"是指不超过 20℃；"阴暗"是指遮光且温度不超过 20℃；"冷藏"是指 2—10℃。同时，定期检查药物是否在有效期内，如果发现药物变黏、变软、变色，就应该及时清理。

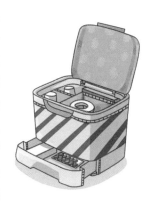

家庭药箱应放置在相对固定且儿童不易取到的地方，并将内服药与外用药分开存放。药物作用不同而外包装易混淆的药品必要时可在包装上标注清楚，以免误用。外用的酊剂、油膏应密闭保存，避免液体挥发而失效。外用的栓剂贮存不当易软化，应置于冰箱内冷藏。常用的各种规格的胰岛素注射液都需要冷藏保存；但绝不能冷冻，冷冻会导致蛋白质变性失效。

一些老年患者习惯将各种治疗慢性病的药品混在一起，并把药品外包装去掉，以便于服用，这种做法是不妥的。正确做法是每次取药后，应检查药品的有效期，做到接近有效期的先服用，定期清理过期药品。

吃药了就一定要多喝水吗

切记：苦味吞服保护剂，限时限水要注意，止泻含服抗利尿，限制饮水最重要。

不宜多饮水的药物

1. 苦味健胃剂

2. 胃黏膜保护剂

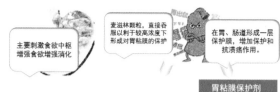

主要刺激食欲中枢 增强食欲增强消化

麦滋林颗粒，直接吞服以利于较高浓度下形成对胃黏膜的保护

在胃、肠道形成一层保护膜，增加保护和抗溃疡作用。

胃粘膜保护剂

3. 含服药物：硝酸甘油含服直接进入血液循环迅速缓解心绞痛症状。

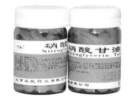

4. 止泻药：如蒙脱石散，一般只需50毫升温水冲服即可，不宜喝水过多，否则会影响药效。

5. 抗利尿剂：在服用加压素时应限制喝水，否则易引起水钠潴留、水肿、体重增加等症状。

6. 糖浆剂：止咳作用是依靠糖浆覆盖在咽部黏膜表面，减轻炎症对黏膜的刺激，服药后立即饮水会降低咽部黏膜表面的药物浓度，药物的止咳作用也大大降低了，所以建议服用止咳糖浆后5分钟内不喝水，半小时内也尽量少喝水。

宜多喝水的药物 您知道吗

切记：解热平喘骨疏松，多喝开水益处多，痛风磺胺肾损伤，得要喝水来预防。

●解热镇痛药

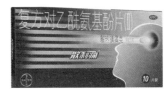

多为有机酸，停留在食管会腐蚀食管黏膜；代谢产物主要通过肾脏排泄，饮水可加快排泄代谢产物；应用解热镇痛药物会大量出汗，饮水可使体内水分得到补充。

●茶碱类平喘药

茶碱类药物，因其具有提高肾血流量及利尿作用，使尿量增多易致脱水，出现口干、多尿或心悸；同时哮喘患者又往往伴有血容量较低的情况，因而服用平喘药后宜适量补充体液，多喝白开水。

●双磷酸盐

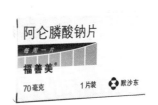

治疗骨质疏松、预防骨折的药物，对食管有刺激，口服阿仑膦酸钠应空腹，并建议用足量水（200ml）送服，服后30分钟内不能进食、不能平卧，服药后即卧床有可能引起食道刺激或溃疡性食管炎。

●抗痛风药

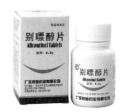

在应用排尿酸药如丙磺舒或别嘌醇的过程中，宜多饮水，每日保持尿量在2000ml以上，同时应碱化尿液，以防止尿酸在排出过程中在泌尿道形成结石。

所有人都需要补钙吗

钙是人体重要的微量元素之一，每个人都需要适量的钙以满足人体正常的生理活动。一般通过日常饮食我们就可获取所需的钙，而处于生长期、妊娠期、更年期、老年期等阶段的人群则需要额外补充钙剂。

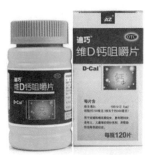

在生长期，成骨细胞多于破骨细胞，摄入的钙会不断沉积在骨骼上，此时需要补充钙以满足人体生长发育的需要。

妊娠期是胎儿骨骼形成的重要时期，需要母体提供充足的钙源，当钙源不充分时，会分解妊娠妇女体内的钙，造成其产后腰腿疼痛，因此也需要补钙。

更年期女性绝经后雌激素水平急速下降，易造成钙严重流失，故需要补钙。

中老年人随着年龄的增长，对钙的吸收逐渐减少，故需适量有序补充钙剂，否则易导致骨质疏松。

老年人用药需"六防"

老年人因器官功能出现生理性的减退,加之慢性疾病较多,易一人患多病,且记忆力变差。

用药需"六防"

一防:种类过多。认为药吃得越多好得越快,病多服药自然多。服药应少而精,一次不超过 3—4 种。

二防:用药过量。老人药量≠成人药量,要遵循最低有效用药剂量的原则,老年用药剂量有时可能仅为成人剂量的 1/2—3/4。

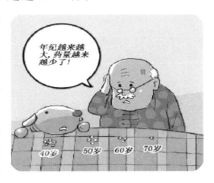

三防:滥用药物。不轻信广告,不滥用药物;身体若不适,去医院检查;弄清楚病情,再对症下药。

四防:长时间用药。老年人长期用药,应定期到医院检查,根据病情调整给药剂量或更改药物治疗。

五防:滥用三大"素"。决不能把抗生素、维生素、激素三大"素"当成万能药,三大"素"也是双刃剑。

六防:依赖安眠药。老年人大多数睡眠不好,但长期服用安眠药易头昏脑涨、步态不稳,久用还会成瘾损害肝功能。治疗失眠最好以非药物疗法为主,安眠药为辅,必要时应交替用毒性较低的药物。

使用安眠药要注意哪些事项

安眠药的作用随剂量不同而有所不同。小剂量能产生镇静作用，中等剂量则可诱导睡眠，大剂量时可产生麻醉、抗惊厥作用。安眠药在临床上应用很普遍，在使用时应注意以下事项。

1. 安眠药种类较多，应根据不同的情况选择适宜的安眠药。患者不能简单地认为安眠药就是改善睡眠而随意使用，应由医生来掌握使用的品种和剂量。

2. 一般情况下，以服用一种安眠药为最佳，不应同时服用多种安眠药，以避免或者减少安眠药的副作用。

3. 在保证睡眠的情况下，应小剂量给药。

4. 重视服药的方法。对于长期服用安眠药的患者，建议服用一段时间后更换品种，这样既可提高睡眠质量，又可避免对安眠药产生耐药性和依赖性。如已至清晨，则不可再加

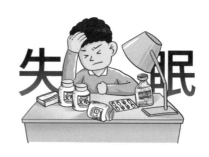

服安眠药，以免白天产生镇静作用而影响正常的工作与生活。

5. 时刻注意可能发生的副作用，有肝肾功能障碍或智力障碍者应慎用安眠药，长期应用者应定期检查肝肾功能。

6. 不可突然停药。对于长期使用安眠药的患者，应逐渐减量，之后再停用，以免发生戒断综合征。

7. 定期复查，减少不良反应。安眠药常见的不良反应包括嗜睡、头晕、平衡能力下降等。因此，老年患者服药期间应小心活动，避免摔伤。长期服用安眠药可能出现肝功能损害，应定期进行化验检查。

哮喘时如何正确使用气雾剂

气雾剂是将药物从口腔内喷入，直接作用于支气管黏膜而发挥治疗作用的，其具有血药浓度高、疗效好、副作用少、使用方便等特点。

患者在哮喘发作时可使用 β2 受体激动剂，待哮喘进入缓解期应停用 β2 受体激动剂，单用糖皮质激素维持治疗。根据病情需要每天喷 2 次至数次，随着病情好转，可逐渐减少喷药次数，由 3 次减为 2 次再减为 1 次；若许久未再发哮喘，则可暂停一段时间观察；若又出现哮喘发作的征兆，则可按照初始方案执行。

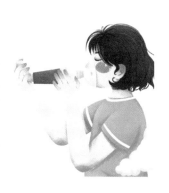

有些患者在喷药时与呼吸配合不佳，致使药物不能充分抵达支气管黏膜，从而无法发挥治疗效果，且激素易存留在口腔内而诱发白念珠菌繁殖。

正确使用方法

1. 先吸一口气→将气呼出→将雾化器的吸嘴放入口内，口唇紧闭→缓慢深吸气的同时按压药瓶，吸入气雾剂根据需要喷 1 次至数次。

2. 喷完后待药物到达气道内，则屏住呼吸 5—10 秒，使药物沿着气管、支气管往下流动，最后用冷开水漱口。

3. 最好根据病情需要和个人习惯，每天安排固定时间喷药，以免忘记。

正确服用救心丸

常用于治疗心绞痛的中成药有速效救心丸、麝香保心丸、复方丹参滴丸、神香苏合丸等，西药有硝酸甘油、单硝酸异山梨酯等。它们具有扩张血管、改善血流、降低心率等作用，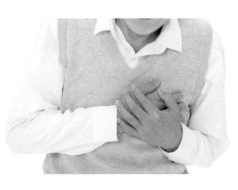从而缓解心绞痛。使用时应注意以下几点。

1. 确保药物在有效期内。

2. 采用舌下含服。为更快地发挥药效，可将药丸嚼碎后再置于舌的下方。

3. 掌握剂量。心绞痛发作时，不宜过量服药，如服用速效救心丸，轻症服用 4—6 粒，重症可服用 10—15 粒，每隔 5 分钟服用 1 次，若连续服用 2 次，症状仍没有明显改善，应及时送医院就诊。

4. 注意用药体位。速效救心丸扩张血管时有降低血压作用，为防止发生体位性低血压，患者不宜站立，应取坐位或卧位。

5. 随身携带的药物最好放在固定的地方，以免急需时措手不及。

正确使用创可贴

创可贴内的主要药物苯扎氯铵，是一种广谱杀菌剂。所以创可贴不仅能杀菌，而且它的吸收垫是有弹性的织物，故具有一定的加压止血作用。创可贴用于体积小、较表浅、不需缝合的切割伤、擦伤、挫伤、划伤。使用时要注意以下事项：

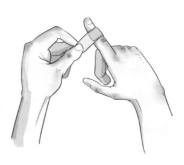

1. 使用前应检查创伤面是否遗留污物，如铁钉、玻璃屑、泥土等，如有污物，需用清水或 0.9% 氯化钠溶液冲洗干净，再贴敷创可贴。

2. 创可贴为无菌产品，拆封后忌用手接触中间的吸收垫。

3. 对破损较深、有神经或肌腱损伤，或有溃疡、化脓的创面不宜立即包裹，应去医院进行缝合或抗感染治疗。

4. 对于动物咬伤、异物扎伤较深的创面，应立即注射破伤风抗毒素。

5. 创面出现疼痛加重、跳痛、红肿、有渗出物等或有烧灼感，应立即停药，并咨询医生或药师。

6. 创可贴应每日更换 1 次，以防感染。

7. 对创可贴过敏者禁用，过敏体质者慎用。

8. 贴后注意不要沾水，以免发生感染；不宜用手捏、挤、压，以防伤口裂开。

9. 本品应放在儿童不能接触的地方，且儿童必须在成人监护下方可使用。

三不三问——合理使用抗菌药

医生强调合理应用抗菌药，包括两个方面：一是应该使用抗菌药时要当机立断，剂量要用足，疗程要用够；二是根据病情轻重不同，决定口服注射用药的原则。严重感染如败血症，需要静脉注射抗菌素。保证合理使用抗菌药物要牢记"三不三问"要点。

1. 不自行购买：抗生素是处方药物，不要自己当医师，有病一定要去医院！

2. 不主动要求：抗生素是用来对付细菌的，所以要在确定细菌感染时才有疗效，这就需要专业的评估。如果是感冒就医，有百分之九十的感冒都不是细菌感染，而且抗生素并不能加速复原，不必主动向医师要求开抗生素。

3. 不随便停药：抗生素治疗针对不同的细菌及目的，有一定的疗程，一旦需要使用抗生素来治疗，就要乖乖地按时服药，直到药物吃完为止，以维持药物在身体里的足够浓度，以免制造出抗药性细菌而让它伺机而起。

看病时与医生多互动，学会"三问"。

1. 我的病是细菌感染吗？

多向医师询问，可以更了解自己的身体及疾病的成因。

2. 我需要吃抗生素吗？

针对不同的疾病，有不同的治疗方法，只有细菌感染才需使用抗生素治疗，有些疾病不需要使用药物也会痊愈，所以应向医师询问自己的疾病是否是细菌感染，是不是真的非吃抗生素才能痊愈。

3. 我该如何吃抗生素？

一旦确诊，经医师判断需使用抗生素治疗，要咨询医师正确的用药方式，包括多久吃一次，该吃多久；如果症状改善，是否可以自行停止服药，以及这次领的药吃完后，是否还须返诊等。

滥用抗菌药物有哪些危害

大量使用抗菌药物会引起较强的毒副作用，直接损害人体，尤其是损害儿童听力。抗菌药物最严重的毒副作用是过敏反应。研究表明，任何一种抗菌药物对人体均有不同程度的损害，如链霉素、卡那霉素可引起眩晕、耳鸣、耳聋；庆大霉素、万古霉素可损害肾脏等。耳对抗菌药物的副作用最为敏感，如链霉素、庆大霉素、卡那霉素易影响耳毛细胞，导致听力下降。

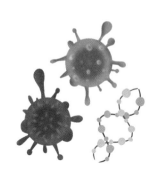

滥用抗菌药物会使细菌产生耐药性，导致抗菌药物疗效下降，甚至无效。细菌对某种抗菌药物产生耐药性，同时亦可对其他抗菌药物产生耐药性，而且耐药性还可在不同的细菌、人体正常菌群中的细菌与致病菌之间，通过耐药基因相互传播，使细菌耐药性复杂化。

滥用抗菌药物会大量杀灭体内的正常菌群，使致病菌乘虚而入，甚至导致机体死亡。例如，人体肠道细菌按一定的比例组合，各菌群间互相制约、互相依存，在质和量上形成一种生态平衡。长期应用广谱抗菌药物，敏感肠菌被抑制，未被抑制的细菌乘机繁殖，从而造成菌群失调，导致某些维生素缺乏，从而使机体抵抗力下降。人体内的细菌主要存在于肠道，有助于消化；有些细菌则是寄生菌，存在于皮肤、口咽部、耳、眼睛，它们不是致病菌，但在一定的条件下，也会转变为致病菌。当体内菌群失调时，一旦机体某部位被感染，病情就极易恶化，甚至导致患者死亡。

阿尔茨海默病患者
服药过程中应注意什么

阿尔茨海默病俗称老年痴呆，是一种发生于老年和老年前期，以进行性认知功能障碍和行为损害为特征的中枢神经系统退行性病变。阿尔茨海默病患者通常需长期药物治疗。阿尔茨海默病患者大多为老人，依从性较差，且多伴有其他疾病，因此家属或照护者在患者服药过程中需注意以下几点。

1. 阿尔茨海默病患者用药依从性较差，忘记服药、误服或者重复用药等现象时有发生，因此患者在服药过程中必须有人陪伴监督，帮助患者正确服用药物，以免漏服或误服。

2. 对于伴有抑郁、幻觉或自杀倾向的阿尔茨海默病患者，家属或照护者应妥善保管药品，以免患者误服。

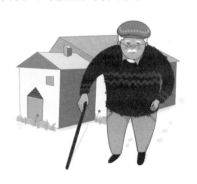

3. 阿尔茨海默病患者通常不认为自己患病，或者怀疑家人给其服用的是毒药，而常常拒绝服药。因此，家属或照护者应耐心劝说、解释，必要时可以将药物碾碎拌在饭中服下。对于拒绝服药的患者，应监督患者服用药物，必要时让患者张嘴以确认是否咽下，以防患者在无人照看的情况下将药物吐出丢弃。

4. 阿尔茨海默病患者服药后通常不能准确地诉说其不适，因此家属或照护者需要细心观察，若发现药物不良反应，应及时送医院就诊，并由医生调整给药方案。

5. 对于卧床、吞咽困难的阿尔茨海默病患者，可将药片碾碎溶于水中再供患者服用。

中药服用有学问

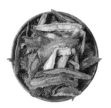

给药途径

传统的中药给药途径主要是内服和外用两种，常用的汤药、粉药等通过内服给药，药物熏洗、药物外敷药等通过外用给药。

给药时间

1. 根据功效给药。平喘药宜在哮喘发作前 2 小时服用，才能恰到好处地发挥平喘作用；截疟药在发作前 3—5 小时服用；安神药宜在睡前半小时服用；驱虫药宜清晨空腹或晚上睡前服用；调经药一般根据证候，于经前和经期服用不同的药物。

2. 根据病情给药。治咽喉疾患药宜不拘时间多次频服，缓缓咽下，使药液与病变部位充分接触，缓解咽部不适；呕吐患者服药宜小量频服，缓解不适；急性病、热性病及时给药，可 2 小时服一次，必要时采用频服法，使药力持续，能起到防变祛邪的作用。

服药温度

1. 温服。将煎好的汤剂或送药的液体等放温后再服用。温服可减轻某些药物的不良反应，如对胃肠道有刺激作用的药物引起的恶心、呕吐等。汤剂放冷后，应先将其加热至沸，使汤剂中沉淀的有效成分重新溶解，然后放温服用。

2. 热服。将刚煎好的药液趁热服下。常用于寒证用热药或真热假寒证用寒药。不论是汤剂还是中成药，理气、活血、化瘀、解表、补益之剂宜热服。

3. 冷服。将煎好的汤剂放冷后服下。常用于热证用寒药或真寒假热证用热药。不论是汤剂还是中成药，一般止血、收敛、清热、解毒、祛暑之剂冷服。

糖尿病患者正确用药筑保障

糖尿病患者通过饮食和运动治疗后，如糖代谢指标仍不能达标，应及时使用口服降糖药、GLP-1（胰高血糖素样肽 -1）受体激动剂或胰岛素等药物治疗。

药物治疗之大忌

口服降糖药品种繁多，不同药物，作用机制各异。医生会根据您的情况选择适合您的治疗方案，请严格遵医嘱用药。

（1）漏服药后随意补：多数降糖药物与进餐有关，有的患者忘记在规定时间内服药，漏服后随意补服，不仅影响疗效，还有低血糖的风险。

（2）单凭感觉服药：2型糖尿病患者有的自觉症状不明显，光凭感觉来判断血糖控制好坏并不准确，药物时停时服，不仅不利于血糖达标，还会导致血糖明显波动，影响健康。

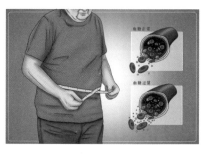

（3）擅自停药：糖尿病尚不能根治，大多数患者需长期用药，经过治疗后血糖可控制，但并不意味着已痊愈，还应按医嘱用药维持，切忌擅自停药，否则会造成高血糖卷土重来，病情恶化。

（4）盲目加量：有些患者为了让血糖迅速降下来，擅自超剂量用药，不仅使药物副作用增加，还易引发低血糖，甚至出现低血糖昏迷，非常危险。

（5）只吃药，不复查：化验血糖一方面可以使医生了解病情及治疗效果，另一方面也是医生调整用药的重要依据，有些药物随着病程的延长效果逐渐降低，故定期复查血糖尤为重要。

（6）轻信"降糖保健品"或"根治"药：有些保健品虚夸药效，患者不光花了冤枉钱，还会对身体造成很大的伤害。到目前为止，仍未发现能"去糖尿病根"的所谓特效药。

（7）忽视个体化用药：医生会根据每个人的具体情况来选用降糖药。所谓"好药"就是适合患者病情的药，并非新药、贵药才是好药，一个患者用得好的药对另一个患者未必也适用。

（8）忽视非药物治疗：饮食和运动治疗是糖尿病治疗的基石，光吃药，不注意生活方式控制，情绪波动较大，血糖很难控制。

GLP-1 受体激动剂

GLP-1 受体激动剂是一种通过激动 GLP-1 受体而发挥降血糖的作用，以葡萄糖依赖的方式增强胰岛素分泌、抑制胰高血糖素分泌，并能延缓胃排空，通过中枢性的食欲抑制来减少进食量。单独使用不增加低血糖风险。

通用名	常用商品名	规格 mg/ 支	使用方法	开启后有效期	常见不良反应
利拉鲁肽	诺和力	18/3mL	1 次 / 日皮下注射建议固定时间不受进餐影响	30℃以下 1 个月	胃肠道不适：腹胀、腹痛、嗳气、便秘，主要见于治疗初期
艾塞那肽	百泌达	0.3/1.2mL 0.6/2.4mL	早餐和晚餐前 60 分钟内下注射餐后不给药	25℃以下 30 天	

正确使用胰岛素

什么是胰岛素

胰岛素是由人体胰岛 β 细胞分泌的一种肽类激素，具有以下重要作用：

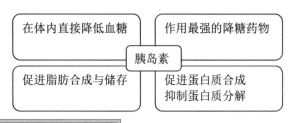

哪些患者需用胰岛素

⊙所有的 1 型糖尿病患者

⊙2 型糖尿病患者出现以下情况时： 存在口服降糖药使用禁忌：口服降糖药失效， 新诊断但血糖很高，尤其是体重下降明显者。

⊙妊娠期及哺乳期的妇女

如何选择注射部位

⊙腹部：在脐周直径 5cm 以内，在肚脐两侧的一个手掌宽的部位

⊙上臂外侧：手臂三角肌下外侧

⊙大腿前侧和外侧：避开大腿内侧

⊙臀部：从髋骨上缘往下至少 10cm 远处

注射部位如何轮换

腹部注射部位等分为 4 个区域，大腿或臀部可等分为 2 个区域，每周使用一个区域并按顺时针方向轮换。每次的注射点都应间隔至少 1cm。

如何捏皮及进针

使用较短（4mm或5mm）的针头时，除儿童和偏瘦患者外，大部分患者无须捏起皮肤，并可90°角进针。

使用较长（≥8mm）的针头时，需要捏皮或45°角进针，以避免误入肌层，增加低血糖风险。

⊙捏皮

正确的方法：用拇指和食指（或加中指）捏起皮肤。

错误的方法：多个手指捏起皮肤，可能捏起肌肉层。

⊙进针

捏皮后90°角进针或者不捏皮45°角进针，都是为了增加皮下组织的厚度，从而降低注入肌肉层的危险。

针头重复使用有何危害

危害一：因注射时漏液或药物流失影响注射剂量的准确性。

危害二：针尖发生弯曲，甚至折断在体内而引起严重后果。

危害三：针管内残留的胰岛素形成结晶，阻塞针管。

危害四：针尖翻边卷刺，针头表面润滑层脱落，致注射部位出血、擦伤，增加疼痛感。

危害五：皮下脂肪营养障碍，影响吸收。

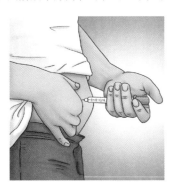

如何储存胰岛素

未启用的胰岛素：应放置在 2℃—8℃ 的冰箱内冷藏保存，并严格遵循保质期。

已开启的胰岛素：在不超过 25—30℃ 的室温下保存，并在 4—6 周内用完。（请参照说明书）

避免日晒 / 2℃—8℃冷藏 / 不要冷冻

特殊环境下的胰岛素保存：

外出旅游时，携带胰岛素应避免冷、热及反复震荡。

乘坐飞机旅行时，胰岛素和其他降糖药物应装入随身携带的包中。

注射时为什么会引起疼痛

低温胰岛素

温度较低的胰岛素诱发疼痛和不适感

消毒皮肤的酒精未干会从针眼带到皮下引起疼痛

消毒酒精未干

针头重复使用

针头重复使用后卷边刺，针头表面润滑层发生脱落，增加患者疼痛

因注射疼痛导致不愿进行 胰岛素治疗的人员比例达 50.8%

注射在体毛根部

针头的直径和长度

体毛根部末梢神经丰富

直径较小、长度较短的注射笔针头具有较好的安全性和耐受性

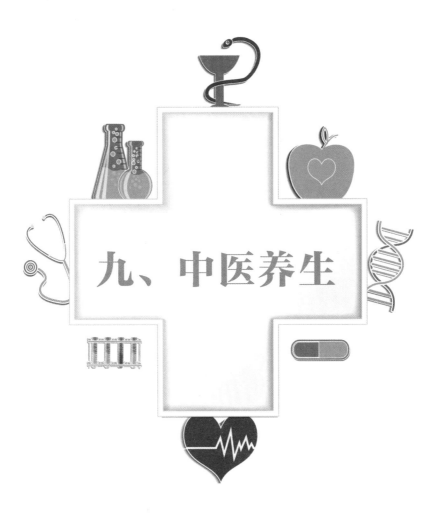

九、中医养生

春季养生

春季，即农历一月、二月、三月，包括了立春、雨水、惊蛰、春分、清明、谷雨六个节气。

生活调护

春季养生要从饮食、起居等方面加以调试。应时起居，春季宜晚睡早起，注意调节情志，防风即寒，进行饮食调节和适度的运动锻炼等。

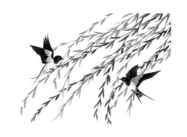

俗话说"百草发芽，百病复发"，春季是极易引起旧病复发的季节，若不重视保健，或过食辛辣助火之品，再被春季之"风邪"引发，一些旧病就易复发。初春之际，极易出现乍暖还寒的情况，古今养生都十分强调"春捂"，衣着应以"去寒就温"为原则，不可顿减。"春捂"得法，将会减少发病的机会。

情志调护

春季养阳重在养肝，肝在五行中属木，与春相应，主升发，喜畅达，恶抑郁。春季犹为重视精神调摄，保持心胸开阔，情绪乐观，以使肝气顺达，气血条畅，达到防病保健之目的。

饮食调护

春季养生补五脏应以养肝为先，春季进补应"省酸增甘，以养脾气"。

俗话说：药补不如食补，养肝也是如此，食补补肝首选的食物为谷类，如糯米、高粱、黑米，其次为红枣、核桃、桂圆、栗子，还有鱼肉类，如牛肉、猪肝、鲫鱼等也对肝有保健作用。

夏季养生

夏季即农历四月、五月、六月，包括了立夏、小满、芒种、夏至、小暑、大暑六个节气。

生活调护

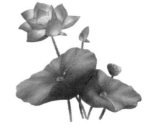

1. 应时起居：应"夜卧早起"。稍晚点睡觉，是为了顺应自然阴气的不足，早些起床，是为了顺应阳气的充盛，睡眠不足可适当午睡。

2. 注意防暑：夏季暑热湿盛，宜防暴晒，宜降室温，居室应尽量做到通风凉爽。

3. 宜洗热水澡：夏季洗冷水澡会使皮肤毛孔收缩，洗后反觉更热，而热水洗澡虽会多出汗，但能使毛细血管扩张，有利于机体排热。

情志调护

夏季养心，重在精神调摄，保持愉快而稳定的情绪，切忌大悲大喜，以免以热助热，火上浇油。心静人自凉，可达到养生的目的。

饮食调护

夏季应吃清淡易消化的食物，少吃油腻或煎炸的食品。最好吃些含蛋白的食物，如、蛋、奶及豆制品等，当然新鲜鲜菜、水果更是不可或缺的。多吃凉性蔬菜，有利于生津止渴、除烦解暑、清热泻火、排毒通便。常见的凉性蔬菜有：苦瓜、丝瓜、黄瓜、菜瓜、番茄、茄子、芹菜、生菜、芦笋、豆瓣菜等。

秋季养生

秋季，即农历七月、八月、九月，包括立秋、处暑、白露、秋分、寒露、霜降六个节气。

生活调护

1.应时起居：秋天的气候变化较大，早秋热湿，中秋前后燥，晚秋又以凉、寒为主，所以人们在起居上应提高警惕，注意养生。秋天，天高风劲，使肺气收敛，因此睡眠应做到"早睡早起"

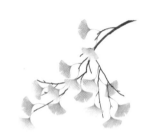

2.秋季气候变化大，衣服的增减要及时、适当。

情志调护

在精神调护上也应顺应季节特点，以"收"为要，做到"心境宁静"，这样才会减轻肃杀之气对人体的响，才能适应秋天的特征。简单的说，就是要"清心寡欲"。私心太重，嗜欲不止会破坏神气的清净。

饮食调护

秋养，饮食调节应遵循"养阴防燥"的原则，饮食宜养阴，滋润多计。

养肺为要：要多吃滋阴润燥的食物，如银耳、甘蔗、燕窝、梨、芝麻、藕、菠菜、鳖肉、乌骨鸡、猪肺、豆浆、鸭蛋、龟肉、橄榄。此外还可适当用一些药膳，如参麦，蜂蜜蒸百合，橄榄酸梅汤等。

少辛增酸：秋饮食要少食味食物、如葱、姜、蒜、韭菜、辣椒等。在此基上多吃点酸味食物，以补肝气，如苹果、石榴、葡萄、芒果、樱桃、柚子、柠檬、山楂、番茄等。

冬季养生

冬季，即农历十月、十一月、十二月，包括立冬、小雪、大雪、冬至、小寒、大寒等六个节气。

生活调护

应时起居：冬三月应早卧晚起，必待日光、早睡以养人体阳气，保持湿热的身体；晚起以养阴气，日出而作，以避严寒，求温暖。衣着要暖和、宽松、柔软。冬季宜养藏为本，强肾助阴，以顺其自然，御寒健身。

情志调护

冬季要以安定清静为根本，以保持精神上的愉快和情绪上的稳定。在冬季应避免各种不良情绪的干扰和刺激，让心情始终处于淡泊宁静的状态，遇事做到含而不露，秘而不宣，使心神安静自如，让自己的内心世界充满乐观喜悦的情绪。

饮食调护

以食物热气治寒：冬季阳虚阴盛，宜食温性食物，以食物热气治寒，以"和血行气，壮神御寒"。常见的温热食物有：牛肉、羊肉、狗肉、鸡肉、桂圆肉、枣、蛋类、山药、猪血、糯米、韭菜等

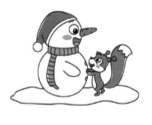

养肾防寒：冬季养生调节摄取食物当以补肾温阳、培本固元、强身键体为首要原则。冬季调养摄取的食物宜温性，忌寒凉。常以鹿肉、狗肉、羊肉、韭菜、虾仁、栗子、胡桃仁等温阳补阳，以海参、龟肉、芝麻、黑豆等填精补髓。

贵重中药材——人参

按照人参的生长环境，可以分为自然或模拟自然生长在森林里的野生人参、野山参、移山参和人工栽培的园参。

野生人参：自然传播、生长于深山密林的原生态人参，由种子自然落地或被鸟兽吞食后排出体外，在山林中自然发芽生长，没有人为因素，分布在长白山原始森林和大小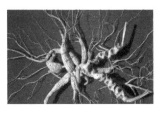兴安岭中，生长年限为几十年、上百年不等，营养价值是参中之最，人参皂苷含量最高，濒临灭绝。

野山参：人工将野山参种子播种于林下，播种后没有人为移动和管理，长期自然生长，分布在长白山原始森林和大小兴安岭中，生长年限 15 年以上，存活率 5%，营养价值最接近野生人参，人参皂苷是栽培人参的 4—5 倍。

移山参：人工种植后从山地池床种植环境移栽到林下野生环境中，具有野山参部分特征，分布在野外山林中，生长年限 10 年以上，因移栽生长速度快，营养价值不及野山参，存活率较高。

园参（生晒参）：是将种子播种于人工制成的山林坡地参床上，全人工管理生长，生长年限 5—6 年，存活率较高，营养价值较低。

红参：又名别直参，园参的熟用品，加工方法是用人参经过浸润、清洗、分选、蒸制、晾晒、烘干等工序加工而成。

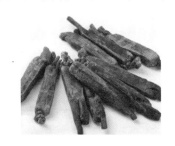

人参的功效：大补元气，补脾益肺，生津，安神。主治一切虚损证候，阳气、阴血、津液不足之证。

《神农本草经》中记载：人参，主补五脏，安精神，定魂魄，止惊悸，除邪气，明目，开心益智，久服轻身延年。

1.调节中枢神经系统，抗疲劳。

2.改善记忆能力。

3.改善心脏功能。

4.降血糖。

5.增强机体的免疫功能。

6.抗氧化，抗衰老。

人参服法：含服、切片泡水、纯粉吞服、蒸服、煮服、炖服、浸酒饮服。

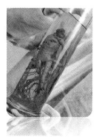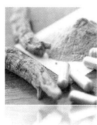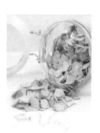

注意事项：

1.感冒或高血压一般不宜服用。

2.幼儿及过敏体质不宜服。

3.凡阴虚火旺，脾胃虚寒，一切实证、热证忌服。

4.无论是红参还是生晒参，在食用过程中一定要循序渐进，不可操之过急，过量服食会适得其反。

5.过食可导致人参滥用综合征，服萝卜汤可减毒。

贵重中药材——石斛

石斛属兰科植物，全世界约有 1500 种，中国有 60 余种，基本产在长江以南各省区（即从云南到浙江都有分布）。石斛不等同于铁皮石斛，铁皮石斛只是石斛的一种。

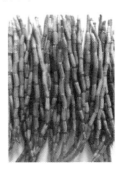

可供药用的石斛有 10 余种，大致分为以下几类。

鲜石斛类：有苦味（清热为主），没有苦味（养阴为主）。

干石斛类：枫斗类、黄草类。

选购常识

1. 查其颜色：颜色为铁青色的为上品。
2. 观其形状：形状卷得严实。
3. 闻其味道：具石斛清香味。
4. 嚼其胶质：嚼下去胶质多，无苦味，无渣为优。

功效

《神农本草经》记载：石斛味甘平，主伤中，除痹，下气，补五脏虚劳，羸瘦，强阴，久服厚肠胃，轻身延年。具有益胃生津，滋阴清热功效，脾胃虚寒者禁服。

服法：鲜品嚼服、榨汁，干品研粉吞服，煎服。

温馨提示

1. 不能作为治疗用药。
2. 不要随意在路边摊位及景点购买。
3. 根据个人体质进补。
4. 不能久置，可冷藏或冷冻，防止发霉、虫蛀。

贵重中药材——灵芝

如何鉴别野生灵芝和人工培育灵芝

1.看灵芝的色泽形状。野生灵芝长型多样，色泽各异，而种植灵芝出于种植基地，大多长型比较均匀，色泽大致相同。

2.比较大小。野生灵芝品种多，形状相对不规则，人工灵芝的大小基本上差不多。

3.看虫眼。野生灵芝都生长于野外，肯定会遇到虫害的侵袭，所以子实体下方都会留下不规则的虫眼。

4.闻气味品味道。野生灵芝相对更苦。

5.灵芝脚的泥。野生灵芝采摘时肯定会带有泥土，并且泥土很结实，很难掰开。且野生灵芝不是都采集于一个地方，所带的泥土也肯定不会是一个地方的。

灵芝的功效

灵芝药用在我国已有2000多年的历史，被历代医药家视为滋补强壮、扶正固本的神奇珍品。其具有补气安神、止咳平喘、延年益寿的功效。常用于治疗眩晕不眠、心悸气短、神经衰弱、虚劳咳喘。

灵芝泡茶的服用方法

1.取每天服用量，用清水将灵芝清洗干净。

2.放入茶杯内，用开水浸泡后当茶喝，边泡边喝可以开水冲服一天。

3.可以和红枣、枸杞一起泡水服用，或加入蜂蜜调味。

注意事项

1.有极少数人对灵芝过敏，这类人群就不宜吃灵芝。

2.大出血的病人不宜服用。

贵重中药材——冬虫夏草

冬虫夏草为麦角菌科植物冬虫夏草菌寄生在蝙蝠蛾科昆虫幼虫上的子座及幼虫尸体的复合体，具有补肾益肺、止血化痰的功效。主治阳痿遗精、腰膝酸痛、久咳虚喘、劳嗽痰血。

化学成分

冬虫夏草是含蛋白质氨基酸的游离氨基酸，其中多为人体必需氨基酸，还含有糖、维生素及钙、钾、铬、镍、锰、铁、铜、锌等元素。

药理作用

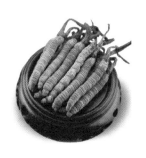

对中枢神经系统有镇静、抗惊厥、降温等作用，对体液免疫功能有增强作用，虫草的水或醇提取物可明显抑制小白鼠肉瘤等肿瘤的成长，虫草菌发酵液可对抗家兔心肌缺的 ST 段改变，虫草菌对大鼠应激性心梗也有一定的保护作用，虫草水提液对大鼠急性肾衰有明显的保护作用。

相关配伍

1.治肾阳不足，精血亏虚之阳痿遗精、腰膝酸痛可单用浸酒服，或与淫羊藿、杜仲、巴戟天等补阳药配成复方用。

2.治劳嗽痰血。可单用，或与沙参、川贝母、阿胶、生地、麦冬等同用。若肺肾两虚，摄纳无权，气虚作喘者，可与人参、黄芪、胡桃肉等同用。

3.治病后体虚不复或自汗畏塞，可以将本品与鸡、鸭、猪肉等炖服，有补肾固本，补肺益卫之功。

五谷杂粮也可能是你疾病的"祸首"

食物不耐受是一种复杂的变态反应性疾病，是人体免疫系统对进入体内的某些食物产生的过度保护反应，日常生活中的五谷杂粮也会引起全身各系统的慢性症状。

最常见症状。有胃肠道和皮肤的症状，如腹痛腹泻、口臭、口腔溃疡、恶心、胃肠胀气、湿疹、荨麻疹、皮肤淀粉样变、痤疮等。

较多见症状。有精神系统症状，如焦虑、忧郁、注意力涣散、暴躁易怒、坐立不安等；神经系统症状，如头晕、头痛、偏头痛、睡眠障碍等；呼吸系统症状，如哮喘、慢性咳嗽、慢性鼻炎、鼻窦炎等；肌肉骨骼症状，如关节炎、关节疼痛等。

较少见症状。有泌尿生殖系统症状，如尿频、尿急、阴道瘙痒、阴道分泌物异常等；心血管系统症状，如高血压、心律不齐、心率过快等。

其他。高血糖、肥胖、易疲劳等也可能与食物不耐受有关。

检测方法：

抽取 2 毫升血，抽血前可正常饮食，没有特殊要求。常见食物检测有：牛肉、鱼、虾、鸡蛋、牛奶、大豆、花生等。

根据测试结果，饮食调整原则分为：禁食、轮替（间隔一段时间食用）、安全。禁食并非意味着终身远离不耐受的美食。一般遵循以下原则：根据检测结果调整饮食 6 个月后，症状明显改善者，对禁食的

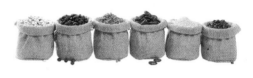

不耐受食物可以尝试重新进食。每种需要重新进食的食物之间应间隔至少 1 周。在尝试期间，对各种症状要密切关注，如果不再引起从前的症状，即可转入轮替组。

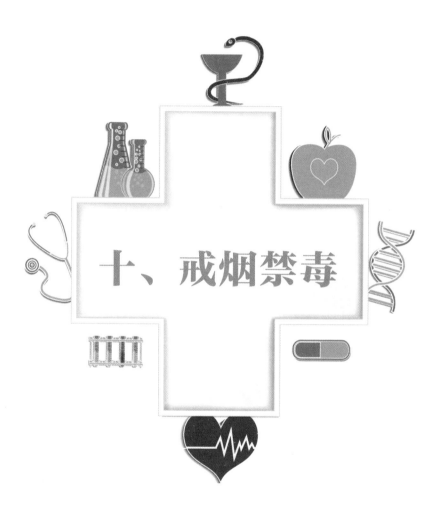

十、戒烟禁毒

戒烟，他行，你也行！

吸烟的危害

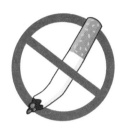

吸烟可引起广泛的疾病。

1. 恶性肿瘤：肺癌、白血病、口腔、咽部肿瘤、喉癌、食道癌、胃癌、胰腺癌、肾癌、膀胱癌、宫颈癌。

2. 心脏、血管疾病：冠状动脉粥样硬化性心脏病、中风—血管性痴呆、外周血管疾病、腹部大动脉瘤。

3. 呼吸系统疾病：COPD、肺炎、哮喘控制不良。

4. 生殖系统疾病：低体重胎儿、妊娠并发症、生育力减低、婴儿猝死综合征。

5. 其他：降低外科手术效果或影响伤口愈合、股骨骨折、骨密度减低、白内障、黄斑变性、消化性溃疡。

戒烟的益处

1. 仅仅戒烟一天，戒烟给心脏、血压和血液系统带来的益处便会显现出来。

2. 戒烟 1 年，冠心病的危险性比继续吸烟者下降 50%。

3. 戒烟 5—15 年后，中风的危险性降到从不吸烟者的水平。

4. 戒烟 10 年，患肺癌的危险性比继续吸烟者降低 50%。患口腔癌、喉癌、食管癌、膀胱癌、肾癌、胰腺癌的危险性降低，患胃溃疡的危险降低。

如何戒烟

1. 戒烟从现在开始，以完全戒烟或逐渐减少吸烟次数的方法，通常 3—4 个月就可以成功。

2. 丢掉所有的香烟、打火机、火柴和烟灰缸。

3. 避免参与往常习惯吸烟的活动或去相关的场所。

4. 餐后喝水、吃水果或散步，摆脱饭后一支烟的想法。

5. 烟瘾来时，要立即做深呼吸，或咀嚼无糖分的口香糖，避免用零食代替香烟，否则会引起血糖升高，身体过胖。

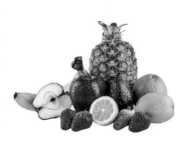

6. 坚决拒绝香烟的引诱，经常提醒自己，再吸一支烟足以令戒烟计划前功尽弃。

如何度过戒烟最难熬的前 5 天

1. 两餐之间喝 6—8 杯水，促使尼古丁排出体外。

2. 每天洗温水浴，忍不住烟瘾时可立即淋浴。

3. 在戒烟的前 5 天要充分休息，生活要有规律。

4. 饭后到户外散步，做深呼吸 15—30 分钟。

5. 不可喝刺激性饮料，改喝牛奶、新鲜果汁和谷类饮料。

6. 要尽量避免吃家禽类食物、油炸食物、糖果和甜点。

7. 可吃多种维生素 B 群，能安定神经除掉尼古丁。

过了最初 5 天可按照下列方法保持戒烟"战果"

1. 饭后刷牙或漱口，穿干净、无烟味的衣服。

2. 用钢笔或铅笔取代手持香烟的习惯动作。

3. 将大部分时间花在图书馆或其他不准抽烟的地方。

4. 避免去酒吧或参加宴会，避免与烟瘾很重的人在一起。

5. 将不抽烟省下的钱给自己买一件礼物。

6. 准备在 2—3 周内戒除想抽烟的习惯。

戒烟后常见戒断症状的应对方法

1. 疲倦、失眠。许多人戒烟后容易疲倦，没有精神，出现此症状时，首先要意识到这种症状是戒烟过程中的正常现象，而且是暂时的。可以通过改变生活习惯，如减少饮茶、咖啡等有兴奋作用的饮料，可以在睡前饮一杯热牛奶或洗一个热水澡，增加户外活动等。白天可以小睡片刻，多给自己一点睡眠时间，不要把自己逼得太紧。

2. 紧张不安。当情绪受到困扰时，如感到焦虑、紧张、生气、无聊的时候，你会更易受诱惑，重新开始吸烟。为了集中精力坚持戒烟，你需要用健康的方式来应付压力。放松自己，做深呼吸、默想、尽量放松肌肉、练太极、按摩、听音乐、看电视等，都能够帮助你放松。睡前散散步，泡个热水浴，做些能松弛神经的事。

3. 头痛、头晕。放松身心，保持作息规律，躺下来，做深呼吸，泡个热水浴。

4. 暴躁。告诉身边的人你正在戒烟，要是你在这几天脾气不好，请他们谅解。争取家人的理解和支持，与朋友聚会、聊天，转移注意力。

5. 咽部不适。坚持用淡盐水漱口，多饮水，适当使用含片，避免刺激性食物及饮酒，症状短时间内即可缓解。

6. 食欲增加、饥饿感增强、体重增加。多吃一些蔬果，多喝水，进食含粗纤维多的食物，以降低热量摄入，增加饱腹感，如果条件允许，可少食多餐。增加有氧运动，如快步走，慢跑，游泳等，运动时心率达到（220-年龄）×（60%—80%）。

7. 消灭各种吸烟的念头。扔掉所有烟草制品、打火机、烟灰缸和其他吸烟用品，远离吸烟者，避免停留在让你想吸烟的地方；清晨改变你的行为顺序，如洗漱、吃早饭等，不喝咖啡或酒精饮料，饭后迅速从座位上起来等。可选择一种或几种对自己有效的方法，以便能够应付持续的吸烟欲望。

"三手烟"同样危害健康

众所周知，吸烟有害健康，许多人也知道"二手烟"与"一手烟"一样有致癌危险。但也有人以为，吸烟后开窗换气或打开风扇把烟吹得"烟消云散"就可避免他人被动吸烟，但新近研究显示情况并非如此，即使这样做了，也有所谓的"三手烟"危害，并且更具致癌性。

什么是"三手烟"呢？烟草点燃后尼古丁像蒸气一样释放出来，被室内表面如墙壁、地板、地毯、窗帘布、衣物和家具等吸收。即使吸烟时开窗或开风扇也无法完全清除它，室外吸烟也不足以防范，尼古丁会附在吸烟者的皮肤、衣服上，带回室内到处蔓延。尼古丁会附着在这些物体上长达数日、数周，甚至数月。尼古丁和另一类常见物质亚硝酸混合在一起，变成"烟草特有的亚硝胺"，可导致动物组织细胞突变，是存在于未燃烟草和烟气中的致癌物之一。

燃气具的不完全燃烧是室内主要的亚硝酸来源，车内的亚硝酸主要来自发动机，可以渗透到整个车厢。只要有亚硝酸存在，"烟草特有的亚硝胺"就会迅速形成。

有实验显示，先用烟气熏沙发垫、纺织物纤维，然后将其置于含较高浓度亚硝酸的环境中3小时，结果生成的烟草所特有亚硝胺比原先高出10倍，而且生成速度更快。有人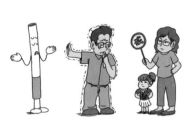检测过一名45岁"烟鬼"的卡车内部，同样发现了较高含量的烟草特有亚硝胺。只有不到50%的亚硝胺在烟气消散后2小时内可完全降解，其余的不能降解。人接触亚硝胺最多的途径是衣服、皮肤、家具等，亚硝胺还会通过尘埃传播。婴幼儿经常在地上爬或玩乐，抓到东西就往嘴里放，他们可能比成年人更多地接触到这些亚硝胺。因此，"三手烟"同样危害健康。

15 个帮你戒烟的经典趣招

戒过烟的人都说戒烟难，虽说吃了戒烟糖，买了戒烟烟嘴，但心里堵得慌，总想抽最后一支，结果完不成戒烟计划。下面就教你戒烟的一些趣味方法。

1. 给自己做一个一周计划，安排一个时间表，不要留一秒钟给自己吸烟。

2. 把所有的烟都扔掉，或者送给他人。

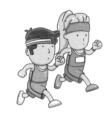

3. 每天清晨对自己说：我讨厌香烟，我憎恨香烟。

4. 学一套健身操，想抽烟时蹦蹦跳跳出一身大汗。

5. 泡一杯蜂蜜水或红枣桂圆茶，时时告诫自己，身体是要细致保养的。

6. 计算一下：一年的烟钱省下来也许就可以多买一块名牌手表！

7. 把以前买烟的钱捐赠给希望工程也是个不错的选择。

8. 养几盆爽心悦目的花，陶冶一下情操，尽量转移注意力。

9. 打扫房间，让自己的生活空间整洁清爽。

10. 买点自己平时爱吃的零食，多吃水果。

11. 对周围朋友说"我戒烟了"，让他们做你戒烟的见证人。

12. 看见吸烟的人，便在心里说："傻瓜，你在慢性自杀！"

13. 如果有人递给你烟，你就告诉他你跟人打赌了，若再吸一支烟就得从十五楼跳下去。

14. 夸奖自己：我真有毅力，连烟都戒了。看来没有我干不成的事。

15. 常回家看看，把用来买烟的钱买礼物孝敬父母。

戒烟最有效的十种方法

方法一：延迟吸烟时间。当你忍不住要吸烟时，尝试强迫自己坚持等待十分钟。同时做一些分散注意力的事情。

方法二。别抱有"只来一根"的念头：大多数情况下，只来一根的念头往往让你接着来第二、第三根，甚至更多。

方法三：避免诱惑。吸烟是有传递性的，尽量避免和烟友接触。尽量少去吸烟者比较集中的公共场所。

方法四：锻炼是最好的戒除烟瘾的方式。秘诀只有两个字：坚持。锻炼能够分散注意力。如果你在室内工作，可以尝试做体操。

方法五：放松。没有香烟的日子可能会让你感觉很紧张。你需要寻找一些新的方法应付压力，譬如尝试按摩和唱歌等方法。

方法六：求助。向亲友们寻求帮助，多和他们聊天，如果有空闲时间，和亲友们一起散步是个不错的选择。

方法七：时刻牢记戒烟的好处。时刻提醒自己当初为什么会决定戒烟。把戒烟的好处写下来，大声地念给自己听。请记住，要让家人不受你的二手烟毒害，这是必须承担的责任。

方法八：上网加入网上的戒烟活动。集体戒烟意味着将有更大的动力和更多的监督。

方法九：寻找替代物。如果你习惯在看报纸的时候来一根香烟，那请尝试着改变习惯，在报纸旁边放上笔或者饮料，以代替拿在手里的香烟。

方法十：让嘴巴动起来。随身带点零食，让嘴巴永远没有空闲留给香烟。

珍爱生命　远离毒品

毒品一般是指使人成瘾的药物，我国《刑法》第三百五十七条规定：毒品是指鸦片、海洛因、冰毒、吗啡、大麻、可卡因以及国家规定管制的其他能够使人形成瘾癖的麻醉药品和精神药品。毒品的危害归纳起来最主要有两方面。

对身心的危害

1. 吸毒对身体的毒害作用：用药剂量过大或用药时间过长引起的对身体的有害作用，通常伴有机体的功能失调和组织病理变化。中毒主要特征有：嗜睡、感觉迟钝、运动失调、幻觉、妄想、定向障碍等。静脉注射毒品，最容易引发吸毒过量死亡！

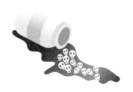

2. 戒断反应：是长期吸毒造成的一种严重的、具有潜在致命危险的身心损害，通常在突然终止用药或减少用药剂量后发生。许多吸毒者在没钱购毒吸毒时，会死于严重戒断反应，或因痛苦难忍而自杀。戒断反应也是戒毒难的重要原因。

3. 精神障碍与变态：吸毒所致最突出的精神障碍是幻觉和思维障碍。他们的行为特点是围绕毒品转，甚至丧失人性。

对社会的危害

1. 对家庭的危害：家庭中一旦出现了吸毒者，家便不成其家了。吸毒者在自我毁灭的同时，也迫害自己的家庭，使家庭陷入经济破产、亲属离散，甚至家破人亡的困难境地。

2. 对社会生产力的巨大破坏：吸毒伤身致病，逐渐降低吸毒者的工作能力，从而造成全社会生产能力、财富的巨大损失。

3. 毒品活动扰乱社会治安：毒品活动诱发、加剧各种违法犯罪活动，扰乱治安，恶化社会环境，缩小人类生存空间，威胁社会安定。

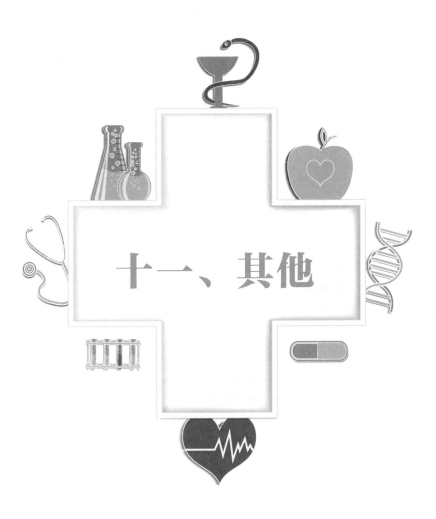

十一、其他

血标本采集有讲究

血标本采集前

1. 需在安静状态下采集标本，剧烈运动后至少休息 15 分钟，因运动会影响某些项目的测定结果。

2. 采血前多数检测要求禁食 12 小时，食物成分可影响测定结果准确性。

3. 标本采集时不要过于紧张，因激动、兴奋、恐惧可使血红蛋白、白细胞等项目的结果增高。

4. 长期吸烟者血中白细胞计数、血红蛋白浓度、癌胚抗原等增高，而免疫球蛋白 G、血管紧张素 I 降低。

标本采集时间

1. 随机或急诊标本：随机或急诊标本是指无时间限定或无法规定时间而必须采集的血标本，主要用于门诊、急诊和抢救病人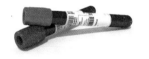必须做的一些检验，或在体内代谢相对较稳定的检验，或受体内外干扰较小的检验。

2. 空腹标本：空腹标本一般指禁食 8 小时后采集的血标本。应在早上采集，检验结果受饮食、日间活动、生理活动的影响较小，若多次检查同一项目，固定时间采血利于结果的比较。

3. 指定时间标本：指定时间标本多属功能试验采集的各种标本，因实验目的不同，采集标本的时间各有不同，必须按试验要求采集。如葡萄糖耐量试验、胰岛素试验，需采集空腹、30 分钟、1 小时、2 小时等指定时间的标本。

采集尿液标本需注意

同血标本一样，尿液标本受饮食、运动、药物量等因素的影响也较大，特别是饮食的影响，故一般来说晨尿优于随机尿。

1. 根据不同检验目的留取晨尿、随机尿、24 小时尿及洁尿等。

①晨尿：清晨起床后第一次排尿时收集的标本，适合住院病人，也可采用第二晨尿代替。

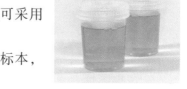

②随机尿：随时留取的尿液标本，适合于门诊、急诊病人。

③24 小时尿：收集一整天的尿液，用于蛋白、电解质、肌酐等成分的定量分析。

④尿三杯：一次排尿分成前、中、后三杯，用于男性下尿路及生殖系统疾病的初步定位。

⑤洁尿：适用于女性的细菌培养，由医务人员采集。

2. 尿液需留取中段尿，有专用尿杯留尿，留半杯左右，并注意：

①不能从尿盆、尿布、便池内采集标本；

②男性避免前列腺液或精液混入；

③女性避开月经期，防止阴道分泌物混入尿内；

④避免细菌污染及其他颗粒的干扰。

3. 尿液的运送与保存。

①标本采集后应尽快送检，1 小时内送达检验科。不能及时送检的标本，在 4℃冰箱里保存。

②采集 24 小时尿液可不用防腐剂防腐，放 4℃冰箱保存即可。

采集粪便标本需注意

1. 粪便标本的采集方法直接影响检验结果的准确性，通常采取自然排出的粪便，无粪便排出而又必须检验时，可经直肠指诊或肛拭子采集。

2. 应取新鲜标本，选择含有异常成分的粪便，如粘液、脓血、血粘液、水样病理成分。外观无异常的粪便应从表面、深处等多处取材。取指甲盖大小（约5g）的大便，放入干燥、清洁、无吸水性的容器内送检。

3. 标本采集后要盖紧，室温下及时送检，最好半小时内送检，1 小时内检测完毕，否则因酸碱值变化及消化酶的影响可使大便的细胞成分破坏分解。最多不应超过 2 小时。

4. 隐血试验应嘱咐患者在收集标本前三天禁食动物性食物，并禁服铁剂和维生素 C，且连续检查三天，收集后立即送检。

肌电图检查需注意

肌电图（EMG）是一种应用电子学仪器记录肌肉静止或收缩时的电活动，及应用电刺激检查神经、肌肉兴奋及传导功能的方法。通过此检查可以确定周围神经、神经元、神经肌肉接头及肌肉本身的功能状态。

肌电图检查多用针电极及应用电刺激技术，检查过程中有一定的痛感及轻微损伤。检查时要求肌肉能完全放松或做不同程度的用力，因而要求受检者充分配合。对于某些药物，检查前要停药，如新斯地明类药物应于检查前 12—24 小时停用。

肌电图检查需注意

1. 肌电图检查需提前预约。

2. 检查前一天洗头洗澡。检查前无需空腹，应穿宽松衣裤。冬天请自备热水袋。

3. 检查时请家属在门外等候。

4. 怀疑肌源性疾病者应先抽血化验肌酶。

5. 安装心脏起博器者禁做，有出血倾向者不宜做本检查。

6. 检查后第二天取报告。

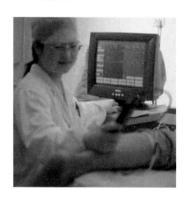

脑电图检查需注意

脑电图（EEG）是一种通过脑电图描记仪将脑自身微弱的生物电放大记录成为一种曲线图，以帮助诊断疾病的现代辅助检查方法。检查时在患者头皮上安放接收电极，不通电，对被检查者没有任何创伤，因此检查时患者不必紧张。

脑电图检查需注意

1. 脑电图检查须提前预约。

2. 检查前要洗头，确保头皮清洁，不要用发蜡、发胶或摩丝等。

3. 需在进餐后检查，避免空腹及低血糖对脑电图结果的影响。

4. 检查前三天须停一切镇静类安眠药。

5. 发热病人尽量待退热后检查，避免假阳性结果干扰诊断。

6. 三岁以上患者（精神障碍、失明、失聪、瘫痪等除外）无特殊情况，家属请在门外等候。

7. 检查时全身肌肉放松，并按医生要求，睁眼、闭目或深呼吸。

8. 进入检测室请关闭手机，以免造成干扰。

9. 半小时后取报告。

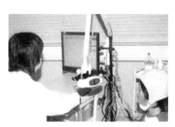 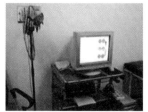

经颅多普勒检查需注意

经颅多普勒（TCD）是一项用超声多普勒效应来检测颅内脑底主要动脉的血流动力学及血流生理参数的无创性脑血管疾病检查方法，主要以血流速度的高低来评定血流状况。

TCD能无创伤地穿透颅骨，其操作简便、重复性好，可以对病人进行连续、长期的动态观察，更重要的是它还可以提供MRI、DSA、PET、SPECT等影像技术所测不到的重要血液动力学资料，因此，它在评价脑血管疾患以及鉴别诊断方面有着重要的意义。

经颅多普勒检查需注意：

1. 检查前无需空腹，需穿低领宽松衣服。

2. 检查时家属请在门外等候。

3. 检查后半小时取报告。

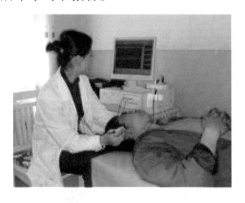

雾化吸入你做对了吗

雾化吸入法是利用气体射流原理，靠高速氧气气流，将药液撞击成为微小雾滴悬浮于气体中，并将其吸入、沉积于呼吸道及肺内，达到洁净湿化气道、局部治疗（抗感染、解痉、祛痰、消除炎性水肿）及全身治疗的目的。

雾化吸入的优点

1. 直达病灶：能够使药物直接到达气道或者肺脏。
2. 用药量少：雾化相较全身用药所需剂量较小。
3. 起效迅速：药物起效时间较口服药物快。
4. 副作用低：与全身性药物治疗相比，药物副作用相对很低。

雾化吸入需注意

1. 雾化吸入前半小时尽量不要进食，避免雾化过程中雾气刺激气道，从而引起呕吐。雾化前最好先漱口清洁口腔。

2. 雾化吸入最好取坐位，避免雾化液进入眼睛，否则会引起眼部不适。

3. 吸入时需进行慢而深的吸气，吸气末梢停片刻，使雾滴吸入更深，深而慢的呼吸有利于气溶胶微粒在下呼吸道和肺泡沉积。

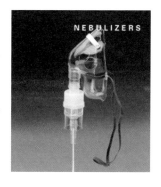

4. 雾化过程中，应密切观察患儿的面色、呼吸、神志等情况，如有面色苍白、异常烦躁及缺氧症状应立即停止治疗。

5. 雾化做完之后，可以使用生理盐水或者温开水漱口，并清洗面部。

6. 注意雾化器的清洁，可用温水烫洗，晾干后再次使用。

细说输液的利与弊

输液治疗为人类的健康做出了很大贡献，但是输液治疗也有弊。

到目前为止，全世界任何药液产品中都含有极微量的微粒异物、结晶体、纤维等，虽然含量被严格控制在标准以内，但毕竟潜伏着对健康的威胁风险，如过敏反应、热原样反应、微血管栓塞、出血及静脉压增高、肺动脉高压、肺纤维化、

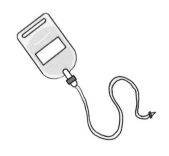

静脉炎、肉芽肿甚至致癌等。另外，输液还增加了心衰、肺水肿、感染的风险性。这些不良影响，依人类目前所掌握的科学技术还无法完全避免。

所以说，输液治疗也具有潜在的危险性，它既可能加重原发病，也可能引起另外的健康问题，极少数人还可能因输液危及生命！

输液比口服药物更容易出现药物不良反应，特别是过敏反应。如果是口服，药物中能引起过敏的杂质可能就在消化道中被消化掉，或无法被身体吸收，但是输液时这些杂质却直接进入血液，严重的会引起过敏性休克甚至死亡。

输液具有两面性，它可能治病也可能致病，对输液治疗的盲目"迷信"是不可取的。

药物治疗选择给药途径的基本原则是：能口服给药的，不注射给药；能肌肉注射给药的，不静脉输液给药。

肿瘤患者须注意

多数患者认为癌症是不可治愈的,于是精神忧郁、恐惧、烦躁,甚至绝望而放弃治疗,其实癌症并不是不治之症。随着医学的发展,许多癌症可以治愈甚至根治,患者也能恢复正常生活。

心理方面

患者应放下包袱,多与人交流,保持乐观心态,坚定信心,提高自身机体的免疫功能,战胜病魔。

饮食方面

1. 多吃蛋白质食品:如奶、蛋、鱼、豆制品等要略高于正常量,摄入不足会使机体抵抗能力降低,促使肿瘤发生,所以肿瘤病人蛋白质的摄入以正常量的 1.5 倍为宜。

2. 脂肪的摄入量应与正常人相似,达到平衡即可。避免摄入过多造成肥胖,加重机体负担。

运动方面

适当的运动有利于肿瘤病人的康复。推荐每周不少于 3 次体育锻炼,每次不少于 30 分钟,强度中等。每周增加 2 次额外的抗阻力练习会得到更多的益处。

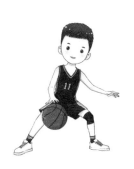

预防感染

肿瘤病人接受放化疗后抵抗力低,尽量少去人员聚集的公共场所。

定期复查

随访的间隔时间是先短后长,出院后 2 到 3 个月复诊 1 次,1 年后每半年复诊 1 次,具体安排可向有关医生咨询。

接受血透患者看过来

有些肾脏疾病由于病情发展到一定程度,肾功能损害严重,不得不接受人工血液净化治疗,其中血液透析是临床上最常使用的一种。接受血液透析者一般要注意哪些事项呢?

日常生活和治疗应该遵循的一般原则

1. 生活规律,情绪稳定,避免劳累。

2. 规律而充分的透析,每周透析时间 10 小时以上。

3. 按医嘱服药,合理饮食,保持大便通畅。

每次透析前,有些事情要告诉医生

1. 体重,透析前后各测一次,还要注意排除衣物等的干扰。

2. 有无出血迹象,如:大小便出血,女性月经等。

3. 透析期间病情变化,以及有关用药。

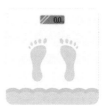

透析中

如果有头晕、乏力、冷汗、头痛、呕吐、怕冷、发热、发抖、腿脚抽搐等,必须及时告诉医生护士,不可拖延!

透析后

穿刺部位必须保持清洁干燥,注意有无出血。

重视复查

定期复查血红蛋白、血小板、肝功能、肾功能、电解质等,用于评估营养状况和透析结果是否充分,以便及时调整透析方案;同时,也作为用药参考的依据。

老年人怎样锻炼比较好

全球每年有 200 万人死于身体缺乏运动，全球每年有 3000 万人直接或间接死于缺乏运动所引起的病症。老年人放弃运动等于放弃健康，因此要因人而异，选择较小负荷的项目锻炼，量力而行，持之以恒。

老年人运动的好处

促进人体新陈代谢，振奋精神，消除不良的情绪，缓解心理上的压力，增添生活情趣，推迟衰老过程；增强和改善机体骨骼、免疫、心血管、消化、呼吸系统、内分泌等功能。

老年人如何合理运动

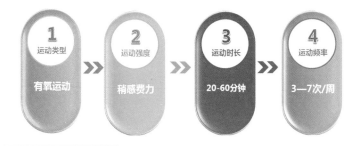

老年人运动项目

有散步、慢跑、骑车、游泳、保健操、太极拳、气功等。应避免快速和变化过猛的动作：如跳跃、倒立、滚翻、冲刺等，这些运动极易损伤老年人的筋骨，甚至会发生意外事故。

运动时间选择

最好时间段为上午 9—10 时和下午 4—9 时。不宜早晨过早或饱餐后锻炼；遇恶劣天气或气压低、酷热潮湿，身体发烧不适等，暂停锻炼运动。

膝盖寿命只有 60 年

膝关节是人体运动器官，包括了骨骼、骨骼肌及其神经、血管等组织。关节的寿命主要由基因决定，膝盖健康寿命一般只有 60 年，但保养得当至少能延长 10 年，甚至更长。

导致膝关节损伤的最重要原因

1. 暴力损伤。

2. 运动损伤。

3. 膝关节的退行性改变。

中老年人膝关节保养要点

1. 不做大运动量的锻炼，如跑步、跳高、跳远等不要过量。特别是不能在坚硬的水泥地上蹲、跑、跳。避免半蹲、全蹲或跪的姿势，如蹲马步。不做膝关节的半屈位旋转动作，防止半月板损伤。

2. 最适合膝关节的运动，如游泳、骑车、做操。50 岁后登山爬楼悠着点，忌快！忌多！可用散步来替代。

3. 保持理想体重以减轻膝盖的负担。注意膝盖的保暖，可以穿长裤、护膝来保护膝盖。

4. 鞋子的选择很重要，少穿高跟鞋，一双合脚的鞋子，不仅可以让你走路舒适，还可以减少运动时膝盖承受的撞击与压力。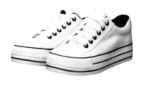

5. 不要连续长时间走路。

6. 当膝关节有酸痛不适时，表明它开始出现问题，可能是运动过多，也可能是缺乏运动导致，应医院专科诊治。

献血利人又利己

献血不仅能帮助他人，挽救生命，同时还对捐赠者本人的健康有好处。

1. 血液流动更畅通。经常献血的人很少生病住院，反复献血可减少血管内膜损伤，动脉堵塞也较少。献血者患心脏病、中风和癌症的风险也更低。

2. 相当于做了一次微型体检。每次献血之前，医生都会对捐献者的体温、脉搏、血压和血红蛋白含量进行检查。在血液样本被收集之后，实验室人员会对血液进行 13 种不同的感染性疾病检测，其中就包括艾滋病病毒等。如果有任何一项检测的结果呈阳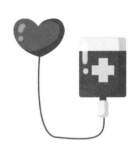性，都不能成为捐献者。如果每次献血时的体检结果都合格，那就证明捐献者的身体非常健康，没有感染其他疾病。

3. 体内铁元素的含量将保持平衡。健康成年人体内通常含有 5 克铁元素，大部分存在于红血球和骨髓之中。捐献出 200 毫升血液之后，人体只丧失了大约 1/4 克的铁元素；这一数量从献血之后几周内的饮食中就能得到补充。但血液中铁元素的含量过高会对血管健康造成损害，适当降低铁元素的含量有助于减轻与血管畸形有关的疾病的风险，比如心脏病和中风等。

4. 寿命更长。为别人做好事也能让自己更长寿。每献血一次，就能挽救 3 个人的生命。发表在《健康心理学期刊》上的一项研究成果表明，经常自愿无私献血的人 4 年后的死亡率明显降低。

什么是造血干细胞移植

正常人的造血干细胞通过静脉输注到患者体内，重建患者的造血功能和免疫功能，达到治疗某些疾病的目的，这一过程称为造血干细胞移植。

造血干细胞移植能治疗哪些疾病？

造血干细胞移植可用于治疗：白血病、某些恶性实体瘤、再生障碍性贫血、重症免疫缺陷病等。

捐献造血干细胞影响身体健康吗？

人体内的造血干细胞具有很强的再生能力。正常情况下，人体各种细胞每天都在不断新陈代谢，进行着生成、衰老、死亡的循环往复。失血或捐献造血干细胞后，可刺激骨髓加速造血，1—2周内血液中的各种血细胞恢复到原来水平，因此，捐献造血干细胞不会影响健康。

怎样成为一名捐献造血干细胞的志愿者？

年龄在18—45周岁，体重女性50千克、男性55千克以上，身体状况符合献血规定，征得家人同意的健康者均可成为捐献造血干细胞的志愿者。抽取5毫升血样，与需要移植治疗的患者进行配对，等待患者与你配型成功，红十字会将安排您捐献造血干细胞。

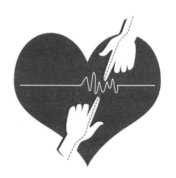

器官捐献　生命永续

人体器官移植技术给许多终末期脏器衰竭的患者带来了治愈的希望，挽救了成千上万患者的生命。我国每年约有 150 万患者需要器官移植，而实施的器官移植手术仅有数万例，远远不能满足临床治疗的需要。更多的患者在焦急和苦苦的等待中离开了这个世界。

什么是器官捐献？

器官捐献就是当一个人不幸去世时，根据本人或亲属的意愿，将其功能良好的器官，以无偿的方式，捐献给器官功能衰竭急需器官移植的患者，让他们能够延续生命，改善未来生活质量，并且能继续为社会做贡献。

器官捐献者需要具备什么样的基本条件？

器官捐献并无绝对年龄限制，主要视捐献器官及组织的可用性而定。一般没有传染病或癌症患者，也都适合捐献器官。

器官捐献而产生的费用需要家人承担吗？

因器官捐献而产生的费用，无须亲属承担，反而可以享受医疗费用减免和人道基金救助等优惠政策。

只捐献某一器官，其他器官会被摘取吗？

愿意捐献器官的人，可在器官捐献志愿书上表明自愿捐出的器官种类。此外，在捐献手术进行前，死者亲属需签署一份知情同意书并再次明确捐献的器官或组织，医生会严格按照捐献意愿摘取器官。

某些器官被切除后，是否会影响丧葬仪式中的遗体遗容？

摘取器官时采取严格的外科手术标准，如同你在医院接受任何外科手术一样，手术后医师会仔细缝合并且维护外观。整个过程中，医护人员绝对尊重遗体、遗容，并且最后恢复遗体原貌。

浙江省公民健康素养 99 条

一、了解基本知识 理解健康概念

1. 健康不仅指没有疾病，而且指身体、心理和社会适应的完好状态。

2. 每个人都有维护自身和他人健康的责任，健康的生活方式能够维护和促进自身健康。

3. 健康的生活方式主要包括合理膳食、适量运动、戒烟限酒、心理平衡四个方面。

4. 献血助人利己，提倡无偿献血。

5. 每年做 1 次健康体检。

二、营造健康环境 创造健康家园

6. 环境与健康息息相关，保护环境促进健康。

7. 经常开窗通风。

8. 使用卫生厕所，管理好人畜粪便。

9. 整治农村环境卫生。

10. 改善室内空气污染。

11. 清洁卫生的家居环境有益健康。

三、预防传染病 维护大众健康

12. 肺结核主要通过病人咳嗽、打喷嚏、大声说话等产生的飞沫传播。

13. 出现咳嗽、咳痰 2 周以上，或痰中带血，应及时检查是否得了肺结核。

14. 坚持正规治疗，绝大部分肺结核病人能够治愈。

15. 肺结核病人的家庭中其他成员需注意的问题。

16. 政府免费为肺结核病人诊治提供痰结核菌检查、胸部 X 线检查及抗结核药品

17. 接种疫苗是预防一些传染病最有效、最经济的措施。

18. 孩子出生后要按照计划免疫程序进行预防接种。

19. 艾滋病、乙肝和丙肝通过性接触、血液和母婴三种途

径传播，日常生活和工作接触不会传播。

20. 新生儿接种乙肝疫苗是预防乙肝的关键。新生儿出生后要及时并全程接种三针乙肝疫苗。

21. 乙肝病毒携带者在工作和生活能力上同健康人没有区别。

22. 避免不必要的注射和输液，注射时必须做到一人一针一管。

23. 正确使用安全套，可以减少感染艾滋病、性病的危险。

24. 不滥用镇静催眠药和镇痛剂等成瘾性药物。

25. 拒绝毒品。

26. 我国对艾滋病病人实行"四免一关怀"政策。

27. 浙江省开展对成瘾的艾滋病患者实施美沙酮维持治疗。

28. 每个人都应当关爱、帮助、不歧视病残人员。

29. 在流感流行季节前接种流感疫苗可减少患流感的机会或减轻流感的症状。

30. 蚊子、苍蝇、老鼠、蟑螂等会传播疾病。

31. 预防疟疾：防蚊灭蚊是关键。

32. 发现病死禽畜要报告，不加工、不食用病死禽畜。

33. 家养犬应接种狂犬病疫苗；人被犬、猫抓伤、咬伤后，应立即冲洗伤口，并尽快注射抗毒血清和狂犬病疫苗。

34. 在血吸虫病疫区，应尽量避免接触疫水；接触疫水后，应及时预防性服药。

四、养成良好的行为习惯 远离慢性疾病

35. 劳逸结合，每天保证 7—8 小时睡眠。

36. 吸烟和被动吸烟会导致癌症、心血管疾病、呼吸系统疾病等多种疾病。

37. 戒烟越早越好，什么时候戒烟都为时不晚。

38. 不在公共场所吸烟，尊重不吸烟者免于被动吸烟的权利。

39. 少饮酒，不酗酒。

40. 保持正常体重，避免超重与肥胖。

41. 成人的正常血压为收缩压低于 140 毫米汞柱，舒张压低于 90 毫米汞柱；腋下体温 36—37℃；平静呼吸 16—20 次 / 分；脉搏 60—100 次 / 分。

42. 糖尿病早期发现是关键。

43. 预防心脑血管疾病，从改变生活方式做起。

44. 应该重视和维护心理健康，遇到心理问题时应主动寻求帮助。

45. 积极应对各种压力，避免自杀念头的产生和自杀的发生。

46. 异常肿块、腔肠出血、体重减轻是癌症重要的早期报警信号。

47. 食用合格碘盐，预防碘缺乏病。

48. 部分人群不宜食用碘盐。

五、安全的饮食 健康的体魄

49. 讲究饮水卫生，注意饮水安全。

50. 膳食应以谷类为主，多吃蔬菜水果和薯类，注意荤素搭配。

51. 经常食用奶类、豆类及其制品。

52. 常吃适量的鱼、禽、蛋和瘦肉。

53. 膳食要清淡少盐。

54. 三餐分配要合理，零食要适当。

55. 科学选择烹调方式，对于营养与食品安全非常重要。

56. 饭菜要做熟；生吃蔬菜水果要洗净。

57. 生、熟食品要分开存放和加工。

58. 不吃三无产品、变质、超过保质期的食品。

59. 食物保存的注意事项。

六、坚持良好生活习惯 学会自我保健

60. 勤洗手、常洗澡，不共用毛巾和洗漱用具。

61. 每天刷牙，饭后漱口。

62. 成人应使用水平颤动法刷牙。

63. 咳嗽、打喷嚏时遮掩口鼻，不随地吐痰。

64. 生病后要及时就诊，配合医生治疗，按照医嘱用药。

65. 不滥用抗生素。

66. 妇女怀孕后及时去医院体检，孕期体检至少 5 次，住院分娩。

67. 孩子出生后应尽早开始母乳喂养，6 个月合理添加辅食。

68. 妇女预防乳腺疾病。

69. 预防儿童性早熟。

70. 儿童青少年应培养良好的用眼习惯，预防近视的发生和发展。

71. 健康的牙齿可以伴你终生。

72. 孕妇特殊的口腔卫生保健。

73. 保健食品不能代替药品。

七、保障安全 健康的根本

74. 从事有毒有害工种的劳动者享有职业保护的权利。

75. 劳动者要了解工作岗位存在的危害因素，遵守操作规程，注意个人防护，养成良好习惯。

76. 劳动者怀疑自己患上了职业病该怎么办？

77. 预防密闭空间急性有害气体中毒。

78. 妥善存放农药和药品等有毒物品，谨防儿童接触。

79. 药品存放的注意事项。

80. 安全存放农药，依照说明书使用农药。

81. 系安全带（或戴头盔）、不超速、不酒后驾车能有效减少道路交通伤害。

82. 避免儿童接近危险水域，预防溺水。

83. 冬季取暖注意通风，谨防煤气中毒。

八、学会自救与互救

84. 发生突发事件时，一切行动听指挥，积极配合政府有关部门采取的应急处置措施和开展自救、互助活动。

85. 遇到呼吸、心跳骤停的伤病员，可通过人工呼吸和胸外心脏按压急救。

86. 发生创伤性出血，尤其是大出血时，应立即包扎止血；对骨折的伤员不应轻易搬动。

87. 需要紧急医疗救助时拨打 120 急救电话。

88. 抢救触电者时，不直接接触触电者身体，首先切断电源。

89. 发生火灾时，会隔离烟雾，用湿毛巾捂住口鼻、低姿逃生；会拨打火警电话 119。

90. 熟悉灭火器材使用，学会家庭灭火常识。

91. 积极防护，正确对待台风等异常气象条件，防止伤害的发生。

92. 发生洪灾时，迅速安全转移，因地制宜开展自救。

93. 灾后饮用水要进行消毒。

94. 发生地震时，能掌握逃生技能，避免不必要的生命财产损失。

九、掌握基本技能

95. 能看懂食品、药品、化妆品、保健品的标签和说明书。

96. 会测量腋下体温。

97. 会测量脉搏。

98. 会识别常见的危险标识，如高压、易燃、易爆、剧毒、放射性、生物安全等，远离危险物。

99. 认识常见的消防安全标识。